精神疾病康复学

李丽华 ◎编著

Psychosis
Rehabilitation
Science

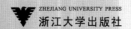
ZHEJIANG UNIVERSITY PRESS
浙江大学出版社

前　言

"健康中国"战略提出：到 2030 年人人享有健康。精神健康问题严重制约大健康、大卫生战略。加强精神健康服务体系建设和规范化管理，加大全民精神健康科普宣传力度，对提升精神健康素养非常重要。

目前我国精神性障碍患者有 1600 多万，还不包括一般的心理障碍者，这么多的精神病患者，经过医院治疗后需要长期服用抗精神病药物，采取有效的康复措施。有效的康复措施能为社会及患者节省大量人力、物力、财力，还可帮助患者有效回归与融入社会，减少刑事案件的发生，维护社会安宁。因此，加强对精神疾病康复的研究，培养社区精神病康复医生，普及精神病康复知识，具有重要的现实意义。

精神疾病尤其是重性精神疾病致残率高，带来的精神残疾严重地危害了患者的生活质量，加重了社会负担。为了改善精神疾病患者的预后，各地开展了形式多样的针对精神疾病患者的康复治疗。到目前为止，国内系统论述精神疾病康复的图书比较缺乏，为了让临床医学专业、康复治疗专业的学生系统掌握常见易致残精神疾病的基本理论以及常用的有针对性的康复治疗措施，特编写此书。

本书主要介绍精神疾病康复的概念、基本理论和主要方法，力求从简、实用，供临床医学专业、康复治疗专业学生使用，也可供想了解精神疾病康复学的医生、社区精神疾病康复医生和广大患者及家属参阅。

由于水平有限，书中难免有不当之处，望有识之士批评指正。

2021 年 3 月 16 日

目　录

第一章

精神疾病康复学总论

第一节　精神疾病康复的概念

精神疾病康复是精神疾病全程治疗中的重要组成部分，是精神残疾患者重返社会的重要环节。目前精神障碍的治疗效果还不够理想，不少精神障碍呈慢性、发作性病程，日常生活能力和社会交往能力减弱，导致精神残疾。如慢性期精神分裂症患者多数会出现不同程度的对事物提不起兴趣、缺乏动力、表情呆板、思维行动缓慢、社交退缩，甚至出现丧失工作能力、学习能力和自我照料能力等。这些精神功能的失能可以通过现代康复治疗技术与药物治疗、社会心理康复的有机结合得以改善或恢复。这个过程就是精神疾病的康复。

一、精神疾病康复学

康复医学是 20 世纪中期出现的一个新概念。它是一门以消除和减轻人的功能障碍，弥补和重建人的功能缺失，设法改善和提高人的各方面功能的医学学科，也就是功能障碍的预防、评定和处理（治疗、训练）的医学学科。康复医学的研究对象主要是由创伤、疾病和老龄导致身心功能障碍和先天发育障碍的患者。物理疗法、作业疗法等是现代康复技术的重要内容和手段。

精神病是指人的大脑功能（感觉、情绪、语言、运动、执行功能等）紊乱而出现的精神活动异常，表现为认识、情感、思维、意志、动作、行为等精神活动出现持久明显的异常，如莫名其妙地自言自语，哭笑无常，有时面壁或对空怒骂，有时衣衫不整，甚至赤身裸体于大庭广众面前，严重者有程度不等的自知力缺陷。除少部分人继发于器质性疾病，大部分患者不能找到明确的病因。

精神疾病康复学（psychiatric rehabilitation）是康复医学的一个分支学科，与其他躯体疾病康复相一致，是对精神疾病患者施以各种康复措施，消除和减轻患者的脑功能障碍，恢复或重新获得各种生活或/和工作技能，最终重返社会的科学。目标是使患者恢复或重建受损的精神活动，独立从事适合的工作或/和操持家务劳动，以平等权利参与社会生活，完成与其年龄、性别、社会与文化因素相适应的正常角色，履行应有的社会职责。精神康复医学服务的主要对象是各种精神疾病患者。

根据患者病情变化不同阶段，精神疾病康复可分为 3 个阶段：急性治疗期间的康复措施、巩固治疗期间的康复措施和维持治疗期间的康复措施。每个阶段康复的重点不同，当然，无论哪个阶段，抗精神病药物治疗控制症状常常是康复的先决条件。急性治疗期间的康复措施指患者突出的精神病症状被控制以后给予的以恢复"人际交往能力"为主的技能训练，在此期间鼓励其参加集体活动；巩固治疗期间的康复措施指患者在进入巩固治疗阶段后给予的以恢复"独立生活技能"和"药物治疗自我管理"为主的能力训练；维持治疗期间的康复措施指患者在巩固治疗期结束,进入维持治疗阶段(缓解期)后给予的以提高"症状自我监控""回归社会技能""工作基础技能"和"社会技能"为主的能力训练。

二、精神康复治疗师

精神康复治疗师是在医疗机构工作,为精神残疾患者进行康复治疗的专业技术人员。精神康复治疗师的主要职责是在综合的康复治疗中,为患者进行物理治疗、作业治疗和心理治疗,促进其精神康复。精神康复治疗师的主要任务是用运动及各种物理因子(电、光、热、冷、水、磁、力等)治疗手段,对患者进行功能评估与治疗训练,以减轻或消除其功能障碍;用日常生活活动训练、手工艺治疗、社交技能训练等作业治疗手段对患者进行生理功能、家居及社会生活能力等的评估和治疗训练,改善生活自理能力,维持社会功能;运用系统的心理学理论与方法,从生物-心理-社会角度出发,对患者因身体或心理原因而出现的情绪问题、人格改变等进行评估和矫正训练,帮助处理各种社会、心理和现实问题,促进身心健康,重返社会生活。精神康复治疗师与精神科医生在工作上是并列关系,两者之间有联系也有区别,精神康复是精神科临床治疗的延续。

精神康复治疗师负责精神残疾的康复评定、制订康复治疗处方(计划),对患者进行功能恢复等相关治疗;治疗时应注意观察患者病情、治疗效果及反应,如有反应及时处理,并及时与临床医师讨论治疗方案,提出建议,指导康复护士对患者的康复护理。

我国精神康复治疗师尚没有形成规范的管理体系,没有完善的人员培养、成长及培训的理论体系。目前,从事精神康复工作的医务人员,大多是临床医生或专科护士,其实际岗位已转为康复治疗师,他们没有得到精神康复治疗师资质的认定,缺乏系统的岗位培训,这样会影响精神康复事业的发展,因此呼吁相关部门规范精神康复治疗师的管理,尽快建立精神康复治疗师的管理体系。

三、精神康复志愿者

联合国将志愿者(volunteer)定义为"自愿进行社会公共利益服务而不获取任何利益、金钱、名利的活动者",具体指在不为任何报酬的情况下,能够主动承担社会责任,奉献个人时间和行动的人。精神康复志愿者主要以精神卫生专业人员、医务工作者、精神病患者家属和已经痊愈的精神病患者组成志愿服务团队,共同开展精神卫生康复服务。参与人员根据自己的角色来发挥自己的特长和力量,主要体现在专业的康复技术指导、对家属和社会的宣传、对志愿者队伍的管理等。

意大利的精神病院早在30年前的"精神疾病去机构化"运动中就全部取消,取而代之的是一套较为完整的精神卫生管理体系,全部患者在精神卫生中心进行分类、诊治,依据患者的实际情况,医生、家属、患者和志愿者共同选择治疗手段,建立方案。精神卫生中心建立了除门诊、住院以外的多种康复治疗形式,让患者在治疗上有自己的选择。在精神卫生中心及所属的全部机构中志愿者起到重要的作用,患者在志愿者的协助下在机构中治疗康复。志愿者回答患者和家属提出的问题,协调解决患者和家属的需求。

目前,国内也成立了一些类似的组织,如北京、上海等组建精神康复志愿者服务协会,志愿者在社区精神卫生康复站、精神康复居住机构、精神卫生防治院住院部开展志愿服务。服务内容有:志愿者门诊导诊和陪伴患者;志愿者参与住院精神康复者的康复项目的技术辅导;志愿者参与家庭居住式场所的管理;志愿者组织社区日间康复等。

第二节　脑与精神活动

现代神经科学证明,人类所有的精神活动(广义的行为)均由大脑调控。我们对孩提时代经历的清晰回忆来自我们的大脑,我们的喜怒哀乐、一言一行皆是大脑功能的体现。正常的大脑功能产生正常的精神活动,异常的大脑功能与结构可能导致异常的精神活动与行为表现。因此,大脑与精神不可分割,如果没有大脑的完整性,就不可能有完整的精神活动;如果没有环境的刺激、个人的经历、反映的对象,这种完整性也就毫无意义。

一、脑结构与精神活动

在目前的科学研究对象中,大脑的结构最复杂。大脑包含约 1000 亿个神经细胞和更多的神经胶质细胞。神经细胞种类繁多,例如位于视网膜上的间质细胞(无长突神经细胞)就达 23 种之多。更为复杂的是神经细胞间的联系和细胞内的信号转导。据研究,平均每个神经元与其他神经元能形成 1000 多个突触(synapse)联系,而 Purkinje 细胞能与其他细胞形成 100000～200000 个突触联系,这样算起来,我们人类脑内就有几万亿至 10 万亿个突触联系。这些联系,使我们的大脑形成了各式各样、大大小小的环路,构成我们的行为和精神活动的结构基础。脑解剖学的复杂性还表现为单个的神经元可能是多个环路的一部分,脑就是通过不同环路以各种复杂的方式处理信息。例如,从视网膜接受的信息通过初级处理后,在几个环路上分别同时处理不同的内容,如一个环路分析是何种物体,另一个环路分析物体所在的位置,还有环路分析其颜色、形状等,最后,脑对不同环路所处理的信息进行整合,并结合与之有关的触觉、听觉体验、既往的经历、记忆等,形成一个完整的知觉体验。可以想象,如果脑结构完整性受到破坏,势必影响正常的精神功能。例如,额叶损伤往往导致认知能力受损,患者常常很难在时间和空间上完成复杂的行为,以适应当前和未来的需要。如一侧额叶切除后的妇女不能组织和计划她每日的活动,不能准备家庭的一日三餐,尽管她仍保持良好的烹调个别菜肴的能力。我们知道,丘脑是接受信息并传至大脑其他部位的区域,慢性酒精中毒所致维生素 B族缺乏,使内侧丘脑和乳头体损伤,导致患者近记忆受损,并出现定向障碍。近年来的脑影像与脑结构研究发现,精神分裂症患者在发病前脑结构、脑功能就有异常,随着发病时间延长与次数增加,脑室扩大与皮层的灰质丢失更加明显,这或许可解释为何精神分裂症患者是一种发育性疾病以及所具有的慢性衰退性病程特征。

二、脑神经化学与精神活动

脑的神经化学也非常复杂。神经元的电信号在突触处转化为化学信号,然后又转化为电信号。在这些转化中,神经递质起着关键的作用。如表 1-1 所示,脑内的神经递质有 100 多种,可以大致分为两大类:一类为小分子,如单胺类;另一类为大分子,如内源性阿片肽、P 物质等。

神经递质只有与相应受体结合,方能产生生物学效应。研究表明,几乎所有的递质均能与多种受体相结合,从而产生不同的生物学效应。例如,多巴胺(dopamine, DA)有 5 种受体,而5-羟色胺(5-hydroxytryptamine, 5-HT)至少有 14 种受体。我们大致可以将林林总总的受体分为两大类,即配体门控通道(ligand-gated channel)和 G 蛋白偶联受体(G protein-linked receptor)。配体门控通道指当神经递质与受体结合后,离子通道开放,细胞膜通透性增加,正离子或负离子进入细胞。正离子进入细胞后可激活其他离子使更多的正离子进入细胞内,当达到阈值时,产生动作电位。使正离子进入细胞的受体称兴奋性神经递质受体,如谷氨酸受体。相反,如果神经递质与受体结合后,负离子进入细胞,则跨膜电位增加,使产生动作电位更为困难,这种使负离子进入细胞的受体称为抑制性神经递质受体,如γ-氨基丁酸(GABA)受体。大多数神经递质,如绝大部分单胺类递质(多巴胺、5-羟色胺、去甲肾上腺素)、神经肽的受体均属于G蛋白偶联受体。作用于G蛋白偶联受体会产生更为复杂的生物学效应。例如,肾上腺素激活β-受体后,通过兴奋性G蛋白(Gs)激活腺苷酸环化酶,使细胞内的环腺苷酸(cAMP,第二信使)含量升高,激活cAMP依

表 1-1 与精神障碍关系密切的几类神经递质

神经递质	神经递质
兴奋性氨基酸	乙酰胆碱
谷氨酸	神经肽
抑制性氨基酸	内源性阿片肽
γ-氨基丁酸	脑啡肽
甘氨酸	β-内啡肽
单胺类及相关递质	强啡肽
去甲肾上腺素	P物质
多巴胺	下丘脑释放因子
5-羟色胺	促肾上腺皮质激素释放激素
组胺	其他神经递质

赖的蛋白激酶,此激酶催化蛋白磷酸激酶发生磷酸化,并使其被激活,催化糖原分解。

一般认为,神经递质介导的突触反应快速而短暂,时程以毫秒计。如果经第二信使系统介导,则时程以秒或分计。最近的研究又揭示了突触作用更长的时程效应,即有第二、第三信使的参与,并在转录水平的调节,其时程以天计。

多巴胺(DA)及其受体是精神医学研究最广泛的神经递质和受体之一。D_1类受体与Gs相关联,能增加腺苷酸环化酶的活性;而D_2类受体,则与抑制性G蛋白(Gi)相关联,抑制腺苷酸环化酶。研究表明,精神分裂症患者阳性症状(幻觉、妄想等)可能与皮层下边缘系DA功能亢进有关,而阴性症状(情感淡漠、意志减退等)则可能为皮层内尤其是前额叶皮质DA功能相对低下所致。

研究发现,5-HT功能活动降低与抑郁症患者的抑郁心境、食欲减退、失眠、昼夜节律紊乱、内分泌功能紊乱、性功能障碍、焦虑不安、不能应付应激、活动减少等密切相关;而5-HT功能增高可能与躁狂症的发病有关。目前认为抗抑郁药主要是通过阻滞5-HT、去甲肾上腺素的回吸收,产生抗抑郁作用。

三、脑可塑性与精神活动

如前所述,从脑的解剖结构和神经化学上来看,脑是一种高度复杂的有机体。脑的复杂性更在于其结构与化学活动处于变化之中。可塑性(plasticity)是神经系统的重要特征,不论在发育阶段还是成年时期(甚至老年时期),也不论是外周神经还是中枢神经系统,从神经元到神经环路都可能存在可塑性变化。神经系统的可塑性是行为适应性的生物学基础。神经系统的可塑性变化具体表现在很多方面:在宏观上可以表现为脑功能,如学习记忆功能、行为表现及精神活动等的改变;在微观水平有神经元突触、神经环路的微细结构与功能的变化,包括神经化学物质(递质、受体等)、神经电生理活动以及突触形态亚微结构等方面的变化。

现以记忆为例,来说明脑的可塑性。人们对各种经历的记忆最初保存在海马,运动记忆主要在纹状体编码,而情绪记忆则在其他区域(如杏仁核)编码。所以,人们时刻都在有意或无意地学习新的东西,学习过程改变了我们脑的结构。神经递质仅能表现当前的信息,如果环境刺

激合适、有足够强度,就会有新的突触联系,当然也可以强化或弱化原有的突触联系。如果应激过于强烈、滥用药物或疾病均可能使神经元死亡。目前的研究表明,即使是成人的大脑,仍有新的神经元产生,以适应处理和贮存信息的需要。脑可塑性与记忆的关系至少有两个水平:一个是分子和细胞变化,形成新的突触联系;另一个是突触间信息循环、交流,产生行为改变。

神经科学的迅速发展使我们对脑结构与功能有了一定的了解。基因决定了如此复杂的人类大脑,但基因绝不是决定大脑复杂性的唯一因素。在整个生命过程中,基因与环境(学习训练、经验积累、外界环境刺激等)的相互作用,使大脑处于不断构筑与变化之中。只有这样才能想象,总数才3万~4万的人类基因,却能形成几万亿至10万亿个突触联系。因而,不管是躯体治疗还是心理治疗,都能作用于大脑,并使之改变,产生治疗作用。

第三节 精神残疾

一、定义

(一)残疾

残疾(disability)是指功能丧失、减弱或异常,或谓弱能、失能,是指因外伤、疾病、发育缺陷或精神因素造成明显的身心功能障碍,以致不同程度地丧失正常生活、工作和学习的一种状态。广义的残疾包括病损、残障在内,是人体身心功能障碍的总称。

(二)残疾者

残疾者(people with disability, disabled person)是指心理、生理、人体结构上,某种功能丧失或者不正常,使得部分或全部失去以正常方式从事个人或社会生活能力的人。残疾者包括精神残疾、视力残疾、听力残疾、语言残疾、肢体残疾、内脏残疾、多重残疾和其他残疾的人。

(三)精神残疾

精神残疾是指各种精神障碍(精神疾病)持续一年以上未痊愈,存在认知、情感和行为障碍,影响日常生活和活动。心理社会因素是导致精神残疾的主要原因。

二、残疾分类

(一)国际残疾分类

1980年,《国际残疾分类》(International Classification of Impairments, Disabilities & Handicaps, ICIDH)将残疾划分为三个独立的类别,即残损、残疾、残障。这是根据疾病对个体生存主要能力的影响进行不同侧面的分析而制定的。

人们赖以生存的主要能力有:①对周围环境作出辨时、辨向、辨人;②个人生活自理;③行动(步行、利用轮椅及交通工具);④家务活动、娱乐活动;⑤社会活动;⑥劳动或就业,做到经济自立。

1.残损(impairment) 是指心理上、生理上、解剖结构上或功能上的任何丧失或异常,是器官系统水平上的残疾。残损可分:①智力残损;②其他心理残损;③语言残损;④听力残损;⑤视力残损;⑥内脏(心肺、消化、生殖器官)残损;⑦骨骼(姿势、体格、运动)残损;⑧畸形;⑨多种综合的残损。每一类残损又有许多细分项目。

2.残疾(disability) 由于残损使某些能力受限或缺乏,以致人不能按正常的方式进行活动,是个体水平上的残疾。可分:①行为残疾;②交流残疾;③生活自理残疾;④运动残疾;⑤身体姿势和活动的残疾;⑥技能活动残疾;⑦环境适应残疾;⑧特殊技能残疾;⑨其他活动方面的残疾。每一类残疾又细分多个项目。

3.残障(handicap)　由于残损或残疾而限制或阻碍一个人完成正常的(按年龄、性别、社会和文化等因素)社会作用,是社会水平的残疾。可分:①定向识别(时、地、人)残障;②身体自主残障(生活不能自理);③行动残障;④就业残障;⑤社会活动残障;⑥经济自立残障;⑦其他残障。

(二)我国的残疾分类

2011年1月14日,中国国家标准化管理委员会公布了残疾人残疾分类和分级(GB/T 26341—2010),从2011年5月1日开始实施。它将残疾分为六类,即视力残疾、听力残疾、语言残疾、智力残疾、肢体残疾、精神残疾。本分类主要根据残疾部位,立足我国国情的设计,条目清楚,分级清晰,操作性强。下面介绍本分类中精神残疾的分级。

三、精神残疾分级

(一)精神残疾的等级

为了便于与国际资料相比较,按照世界卫生组织提供的《社会功能缺陷筛选表》所列10个问题的评分来划分精神残疾的等级,将精神残疾分为四级。

一级(极重度):《社会功能缺陷筛选表》10个问题中有3个或3个以上问题被评为"2分"的。

二级(重度):《社会功能缺陷筛选表》10个问题中有2个问题被评为"2分"的。

三级(中度):《社会功能缺陷筛选表》10个问题中只有1个问题被评为"2分"的。

四级(轻度):《社会功能缺陷筛选表》10个问题中有2个或2个以上问题被评为"1分"的。

以下情况不属于精神残疾范围:

(1)精神病患者持续患病时间不满一年的,不属于精神残疾的范围。

(2)在《社会功能缺陷筛选表》10个问题中只有一个问题被评为"1分"或各题均被评为"0分"的,不属于精神残疾范围。

(二)社会功能缺陷筛选表

(1)最近一个月内的职业工作情况:是否按常规行事,按时上班,完成工作任务;在工作中与他人合作和一般表现如何。

0分——无异常,或仅有不引起抱怨或问题不大的小事。

1分——确有功能缺陷:水平明显下降,已成为问题或抱怨(包括间歇性出现的严重问题)。

2分——严重功能缺陷:有受处罚或谴责的危险,或已经受了处罚或谴责。

(2)已婚者应了解最近一个月内的婚姻职能:夫妻关系、相互交往、交换意见、共同处理家务、是否对对方负责、显露出爱和温情、给对方支持和鼓励。

0分——无异常,或仅有不引起抱怨或问题的小事。

1分——确有功能缺陷:不支持或不交换意见,争吵,逃避对对方应负的责任。

2分——严重的功能缺陷:经常争吵,一肚子怨气,或者完全不理解对方。

(3)若是父母,则应了解其最近一个月内的父母职能:对子女的照顾、喂养、衣着等,带小孩玩,关心子女的学习成绩、健康和发育。

0分——无异常,或仅有不引起抱怨或问题的小事。

1分——确有功能缺陷:对子女缺乏关怀与兴趣,以致引起抱怨或意见,孩子情况不佳。

2分——严重功能缺陷:在几个方面完全不管子女,别人不得不替他照顾孩子,或者孩子处于完全无人照顾状态。

(4)最近一个月内的社会性退缩:主动回避与人见面和交谈,避免跟别人在一起,不和家属或朋友外出参加社交活动。

0分——无异常或非常轻微。

1分——确有回避他人,但有时可被说服参加一些活动。

2分——严重退缩,不参加任何社交活动,说服无效。

(5)最近一个月内家庭以外的社会活动:与其他的家庭或人的接触,社区或村的社会活动,文体小组活动等。

0分——无异常,或仅轻微。

1分——确有不参加某些活动,而在家属或其他人看来,他是应该参加也能够参加的。

2分——无活动,完全回避应参加的活动,因此受到批评。

(6)最近一个月内在家活动过少:白白浪费时间,什么也没有干,睁眼躺在床上或静坐,不跟人谈话。

0分——无,或很偶然地出现上述情况。

1分——大多数日子里,每天估计至少有两个小时什么也不干。

2分——几乎整天什么也不干,成了问题或引起议论。

(7)最近一个月内的家庭职能表现:在家庭日常活动中,起通常应起的作用,一起吃饭,分担家务,参加家庭娱乐,看电视或听广播,参加家庭讨论和作出决定,如讨论家庭经济、修理家用物品、搞卫生等。

0分——无功能缺陷,或很轻微。

1分——确有功能缺陷,不履行义务,参与家庭活动差。

2分——严重功能缺陷,不理睬家属,几乎不参加家庭活动,很孤独。

(8)最近一个月内对自己的照顾:个人卫生、身体、衣服、头发、大小便习惯、进食、餐桌上的礼貌、保持住处整洁。

0分——无异常,或很轻微。

1分——确有功能缺陷,水平差,已造成问题或引起抱怨。

2分——严重功能缺陷,影响了别人和自己,引起人们的抱怨。

(9)最近一个月内对外界的兴趣和关心:是否关心电视、广播和报纸上的消息,如生产任务、当地和全国的重要新闻等。

0分——无异常,或很轻微。

1分——不太关心,只偶尔有真正关心。

2分——对外界一切不闻不问。

(10)最近一个月内的责任心和对将来的计划性:对自己和家庭成员的进步是否关心,热心地完成生产任务,发展新的兴趣。

0分——无异常或很轻微。

1分——对进步和未来确有不关心,以致引起别人的抱怨。

2分——完全不关心和没有主动性,对未来一点也不考虑。

(三)精神残疾分级的意义及步骤

1.意义　对精神残疾的严重程度作出判断,为估计预后、制定和调整康复治疗方案、评估治疗效果以及提出进一步全面康复计划提供依据。

2.步骤

(1)病史询问。

(2)体格检查,尤其是精神状况检查。

(3)综合功能检查:运用康复评定检查方法,着重综合功能检查,如转移能力、平衡能力、步态、日常生活活动能力、心理状态、语言能力、职业能力、社会生活能力等。

(4)实验室检查,影像学检查等。

(5)汇总资料,写出精神残疾评定报告。

第四节　精神康复的基本原则

精神康复的基本原则是通过对精神病患者开展综合性的功能训练,使其躯体、心理及社会功能方面得到全面康复,最终重返社会,即功能训练、全面康复和重返社会是精神康复的三项基本原则。

1.功能训练　精神康复的方法和手段。通过多种形式的功能训练,恢复患者的功能活动,如躯体运动、心理活动、语言交流、日常生活、职业活动和社会生活等。

2.全面康复　精神康复的准则和方针。全面康复是指躯体、心理及社会功能方面实现全面的、整体的康复,又称整体康复或综合康复,也指在医疗康复、教育康复、职业康复、社会康复四大领域中获得全面康复。因此,康复应不仅针对功能锻炼,而且要使之心身全面恢复,重新融入社会。

3.重返社会　精神康复的目标与方向。通过功能改善和环境条件改变而促进康复对象重返社会是康复的最终目标。促进康复对象成为独立自主和能够实现自我价值的人,能重新参与社会生活并履行应负的责任,尽可能让患者在社区的一些有助于康复的机构(日间康复站、居住式康复站、职康站等)里进行接近正常的劳作生活,以促进患者逐步地、较理想地回归社会。

第五节　精神疾病康复的现状及展望

从精神医学发展的早期历史来看,当时人们普遍认为许多精神疾病在医疗处理上无能为力,以致许多患者处于终身禁锢状态。18世纪后期,以Pinel(1793)为代表开创了为精神病患者解除约束的"道德治疗",开始了对这些患者施行人道的处置,这也是精神康复医学的萌芽时期,至此逐渐改善精神病患者的居住条件及医疗处理,重视对患者进行综合评估以及研究其工作、娱乐和社会活动。随后法国、英国、德国等欧洲国家纷纷建立精神病院,导致住院人数剧增及住院日期冗长,而长期住院又可加重精神衰退倾向。第二次世界大战以后,随着康复医学体系的逐步形成,试图矫正功能障碍和发挥潜在技能的趋势,也开始对精神疾病患者的处置产生影响。20世纪50年代末和60年代初,不少国家掀起了发展社区精神卫生的运动,也引入一种新的基本设想,即应该帮助精神病患者在社区中尽可能像正常人那样生活。西方国家的非住院化运动推动了社区精神康复服务工作的发展。但精神病社区康复的实际发展过程并非一帆风顺，而是存在许多困难和障碍，各国、各地区至今仍在继续探索适合国情的最佳工作模式。

英国是精神康复工作开展得较早、较好的国家之一，1975 年发表的《更好地为精神病患者服务》白皮书，提倡为精神疾病患者的服务，应该从大的隔离性医院转移到社区，于 1981 年颁布的《精神卫生法》把促进社区精神卫生服务列为优先发展项目。美国于 20 世纪 60 年代开展了著名的"精神科去住院化运动"，撤除了大量的精神病院，将医院资源转移至社区卫生服务机构，从而促进了社区精神康复服务的开展。1977 年，在美国国立精神卫生研究所的策划下，实施了"社区支持方案"，积极协助各州规划和建立以社区为基础整体性的社区精神康复服务体系。该模式为以后的社区精神康复工作提供了新的思路和原则，促进了新的精神康复服务项目的开展。

我国的精神康复工作始于 1958 年，当时在南京召开了全国第一次精神病防治会议，制定了"积极防治、就地管理、重点收容、开放治疗"的工作方针，提出了药疗、工作治疗、娱乐治疗及教育疗法相结合的工作方法。自 20 世纪 70 年代末以来，进一步建立了由卫生、民政、公安部门为骨干组成的精神病防治工作小组。1991 年，卫生、民政、公安三部及中国残联根据国务院《中国残疾人事业"八五"计划纲要》制定了全国精神病防治康复的"八五"实施方案，依靠初级卫生保健组织，在城乡建立了精神病三级防治网。根据不同条件建立了不同类型的社区精神卫生服务模式，其中城市三级精神卫生防治网采用上海模式；在农村精神病防治康复方面涌现了烟台、沈阳及四川等模式。自 1990 年以来，在我国较为广泛地开展了社会心理康复、家庭治疗、对患者及家属的心理教育等方面的工作。1995 年，国务院办公厅颁布《全国精神卫生工作规划（2015—2020 年）》，要求到 2020 年精神障碍康复工作初具规模。探索建立精神卫生专业机构、社区康复机构及社会组织、家庭相互支持的精神障碍社区康复服务体系。70％以上的县（市、区）设有精神障碍社区康复机构或通过政府购买服务等方式委托社会组织开展康复工作。在开展精神障碍社区康复的县（市、区），50％以上的居家患者接受社区康复服务。

进入 21 世纪，精神病康复工作的重心是让精神病患者回归社会，像普通人一样有尊严地工作、学习和生活。因此，提高生活质量、恢复社会功能既是精神康复的指导方针，又是必须实现的宗旨和目标。只有促使其缺陷的社会功能得到恢复、达到或接近原有的适应环境能力和水平，才能说明是恢复了健康。现代医学对精神疾病的治疗效果还不尽如人意，其社会功能在病后受损，且并非能随着病情的控制而同步恢复，在这样的情况下如何让精神病患者回归社会对精神康复工作来说挑战巨大。该领域的工作有待进一步的充实、深化和发展。

思考题：

　　1. 何谓精神康复？

　　2. 何谓精神残疾？精神残疾怎样分级？

　　3. 精神康复的基本原则是什么？

第二章

精神疾病的康复评定

康复评定主要是通过对残疾者的临床诊查和测验,了解其心身功能障碍的性质和程度,掌握障碍所造成的或可能造成的各种影响,为正确设定康复目标、制定康复方案提供依据。康复评定不同于临床诊断,康复评定不是寻找疾病的病因和诊断,而是客观地评定功能障碍的性质、部位、严重程度、发展趋势、预后和转归。康复评定是康复治疗的基础,没有评定就无法有效地规划康复治疗和评价康复治疗。康复评定可以帮助康复者和治疗师检验康复的效果和调整个体的康复计划。

精神疾病康复评定是有精神残疾的精神疾病患者在参加康复训练之前、康复进行过程中及康复结束时由康复治疗师借助问卷、量表或临床观察等方法对康复者精神症状及躯体功能状态、认知功能状态和社会功能状态等进行评估。精神疾病康复评定是康复评定学的重要组成部分,是对精神残疾患者实施正确的精神康复措施的基础。

精神康复评定具有以下目的和作用:①了解精神病患者残疾所致功能障碍的性质、部位、范围、严重程度、发展趋势、预后和结局;②为制订康复治疗计划提供客观的依据;③动态观察残疾的发展变化;④评定康复治疗的效果;⑤开发新的更有效的康复治疗手段等。

康复评定方法应具有可信性、有效性、灵敏度和统一性。康复评定的方法包括使用仪器评定或不使用仪器的评分量表、问卷、调查表等。

精神疾病患者由于疾病影响可能残留精神症状,也可能导致社会功能、日常生活自理能力下降,甚至生理功能出现障碍。因此,精神康复评定的内容大致包括生理功能评定、心理(精神)功能评定、日常生活活动能力评定和参与社会生活能力评定等方面,它涉及生理和心理水平、个体和社会水平等不同层次的功能评定,也可以是以上各层次功能综合评定。

第一节 生理功能评定

生理功能评定包括全身情况、关节活动度、肌力、肌张力、步态情况和疼痛等一般康复医学评定和躯体疾病专科的检查和评定,如心肺功能评定、肌电图测定以及疼痛评定量表等。在精神康复中常用《躯体健康状况评估》对患者的全身情况做一个简单的筛查评估、下面介绍用于躯体一般状态评估的《躯体健康状况评估》,其他的评定量表和评定方法参见有关教材相关内容。

躯体健康评估使用的工具为《躯体健康状况评估》(表 2-1),评估周期为 1 周,评估者依据患者的实际情况填写相应的信息。其中,若 $BP \geqslant 140/95mmHg$、高血脂、$BMI \geqslant 25kg/m^2$、男性腰围 $\geqslant 100cm$,女性腰围 $\geqslant 90cm$,存在上述情况之一者,安排参加运动康复小组。

表 2-1　躯体健康状况评估

◆基本资料

目前用药：＿＿＿＿＿＿＿＿、＿＿＿＿＿＿＿

躯体疾病及治疗：＿＿＿＿＿＿＿＿

烟酒嗜好：＿＿＿＿＿＿＿＿

体育爱好：＿＿＿＿＿＿＿＿

身高：＿＿＿＿＿＿cm

◆躯体评估

记录日期：＿＿＿＿年＿＿＿＿月＿＿＿＿日

入院第＿＿＿＿＿＿周

体重：＿＿＿＿＿kg

腰围：＿＿＿＿＿cm

BMI：＿＿＿＿＿

BP：＿＿＿＿＿mmHg

P：＿＿＿＿分

体脂含量：＿＿＿＿＿%

生化指标：＿＿＿＿＿、＿＿＿＿＿、＿＿＿＿＿、＿＿＿＿＿、

＿＿＿＿＿、＿＿＿＿＿、＿＿＿＿＿、＿＿＿＿＿

第二节　心理(精神)功能评定

心理(精神)功能评定是临床心理评估专业人员通过观察、晤谈和心理测验对个体的心理现象、精神症状进行描述的过程。常用的心理评估项目包括临床症状、成瘾严重程度指数量表、躁狂和(或)抑郁症状、焦虑症状、人格障碍、智力的评估以及认知和认知障碍的评定等。

一、临床症状评定

简明精神病评定量表(Brief Psychiatric Rating Scale，BPRS)是在精神科广泛应用的专业评定量表之一，一共有 18 项(表 2-2)。按 5 类因子进行记分，并将量表协作组增添的 2 个项目(工作和自知力)也包括在内。

表 2-2　简明精神病评定量表(BPRS)

说明：主要评定最近 1 周内患者的精神症状及现场交谈情况，分为 7 级评分，根据症状强度、频度、持续时间和影响有关功能的程度，选择出最适合患者的答案(1.无症状　2.很轻　3.轻度　4.中度　5.偏重　6.重度　7.极重)

1.关心身体健康(依据口头叙述) 指对自身健康的过分关心，不考虑其主诉有无客观基础。	1	2	3	4	5	6	7
2.焦虑(依据口头叙述) 指精神性焦虑，即对当前及未来情况的担心、恐惧或过分关注。	1	2	3	4	5	6	7
3.情感交流障碍(依据检测观察) 指与检查者之间如同存在无形隔膜，无法实现正常的情感交流。	1	2	3	4	5	6	7
4.概念紊乱(依据口头叙述) 指联想散漫、零乱和解体的程度。	1	2	3	4	5	6	7
5.罪恶观念(依据口头叙述)	1	2	3	4	5	6	7

指对以往言行的过分关心、内疚和悔恨。

6. 紧张(依据检测观察)　　　　　　　　　1　2　3　4　5　6　7

指焦虑性运动表现。

7. 装相作态(依据检测观察)　　　　　　　　1　2　3　4　5　6　7

指不寻常的或不自然的运动性行为。

8. 夸大(依据口头叙述)　　　　　　　　　　1　2　3　4　5　6　7

即过分自负,确信具有不寻常的才能和权力等。

9. 心境抑郁(依据口头叙述)　　　　　　　　1　2　3　4　5　6　7

即心境不佳、悲伤、沮丧或情绪低落的程度。

10. 敌对性(依据口头叙述)　　　　　　　　1　2　3　4　5　6　7

指对他人(不包括检查者)的仇恨、敌对和蔑视。

11. 猜疑(依据口头叙述)　　　　　　　　　1　2　3　4　5　6　7

指检查当时认为有人正在或曾经恶意地对待他。

12. 幻觉(依据口头叙述)　　　　　　　　　1　2　3　4　5　6　7

指没有相应外界刺激的感知。

13. 运动迟缓(依据检测观察)　　　　　　　1　2　3　4　5　6　7

指言语、动作和行为的减少和缓慢。

14. 不合作(依据检测观察)　　　　　　　　1　2　3　4　5　6　7

指会谈时对检查者的对立、不友好、不满意或不合作。

15. 不寻常思维内容(依据口头叙述)　　　　1　2　3　4　5　6　7

即荒谬古怪的思维内容。

16. 情感平淡(依据检测观察)　　　　　　　1　2　3　4　5　6　7

指情感基调低,明显缺乏相应的正常情感反应。

17. 兴奋(依据检测观察)　　　　　　　　　1　2　3　4　5　6　7

指情感基调增高、激动,对外界反应增强。

18. 定向障碍(依据口头叙述)　　　　　　　1　2　3　4　5　6　7

指对人物、地点或时间分辨不清。

1. 适用范围　BPRS 是一个评定精神病性症状严重程度的量表,适用于具有精神病性症状的大多数重性精神病患者,尤其适宜于精神分裂症患者。

2. 评定注意事项　①此量表主要评定最近 1 周内的精神症状及现场交谈情况。②有的版本仅 16 项,即比 18 项量表少第 17 项和第 18 项。③评定员由经过训练的精神科专业人员担任。④评定的时间范围:入组时,评定入组前 1 周的情况,以后一般相隔 2~6 周评定 1 次。⑤1 次评定约需 20min 的会谈和观察时间。

二、焦虑评定量表

汉密顿焦虑量表(Hamilton anxiety scale, HAMA)是英国学者汉密顿于 1959 年编制的一种医师常用的焦虑测验量表。目前我国常用的 HAMA 由汤毓华于 1984 年翻译引进,它能很好地衡量治疗效果,一致性好,长度适中,简便易行,用于测量患者的焦虑程度,是当今用得最广泛的焦虑评定量表之一。

1. 量表内容　该量表的测试内容共有 14 个项目,可分为躯体性焦虑和精神性焦虑两个因子(表 2-3)。

2. 实施方法

(1)由经过培训的两名评定人员同时对被测者进行联合检测评定。检查时两名评定人员可相互协调,相互补充,以免遗漏项目。检测评定完毕后,两名评定人员分开独立评分,评分结果取平均值。在评定前评定人员与被测者需建立良好的合作关系。

(2)采用交谈和观察的方式进行检测评定,做一次评定需 10～15min。除第 14 项需结合观察外,所有项目主要根据患者的口头叙述进行评分。被测者应根据主观体验回答所有问题。

3. 评分方法　HAMA 每项评定按症状轻重分为 0～4 分 5 个级别,0 分:无症状;1 分:症状轻微;2 分:有肯定的症状,但不影响生活与活动;3 分:症状重,需加以处理,或已经影响生活和活动;4 分:症状极重,严重影响其生活。

表 2-3　汉密顿焦虑量表

项目	分数	说　明
1. 焦虑心境	0 1 2 3 4	担心、担忧,感到有最坏的事情将要发生,容易激惹
2. 紧张	0 1 2 3 4	紧张感、易疲劳、不能放松、易哭、颤抖、感到不安
3. 害怕	0 1 2 3 4	害怕黑暗、陌生人、独处、动物、乘车或旅行及人多的场合
4. 失眠	0 1 2 3 4	难以入睡、易醒、多梦、梦魇、夜惊、醒后感疲倦
5. 认知功能	0 1 2 3 4	或称感觉、知觉、记忆、注意障碍,主要指注意力不集中、记忆力差
6. 抑郁心境	0 1 2 3 4	丧失兴趣,对以往的爱好缺乏快感,早醒,昼重夜轻
7. 躯体性焦虑(肌肉系统)	0 1 2 3 4	肌肉酸痛,活动不灵活,肌肉跳动,肢体抽动,牙齿颤动,声音发抖
8. 躯体性焦虑(感觉系统)	0 1 2 3 4	视物模糊,发冷发热,软弱无力感,浑身刺痛
9. 心血管系统症状	0 1 2 3 4	心慌,心悸,胸痛,血管跳动感,昏倒感
10. 呼吸系统症状	0 1 2 3 4	胸闷,窒息感,叹息,呼吸困难
11. 胃肠道症状	0 1 2 3 4	吞咽困难,嗳气,恶心,腹胀腹泻,便秘,体重减轻
12. 生殖泌尿系统症状	0 1 2 3 4	尿频,尿急,停经,性冷淡,早泄,阳痿
13. 自主神经系统症状	0 1 2 3 4	口干,潮红,苍白,多汗,起"鸡皮疙瘩",紧张性头痛
14. 会谈时行为表现	0 1 2 3 4	(1)一般表现:紧张、忐忑不安、咬手指、紧紧握拳、摸弄手帕。 (2)生理表现:面肌抽动、顿足、手抖、表情僵硬、叹息样呼吸、面色苍白。
总分		

4. 结果分析

(1)总分:将所有项目得分相加得到总分。总分<7 分为无焦虑,≥7 分为可能有焦虑,≥14分为肯定有焦虑,≥21 分为有明显焦虑,≥29 分为可能为严重焦虑。

(2)因子分:因子分=组成该因子各项目的总分÷该因子结构的项目数。焦虑症状可分为躯体性和精神性两大因子,根据因子分可进一步做因子分析,评定患者的焦虑特点(表 2-4)。

表2-4　HAMA 的因子名称和项目序号

因子名称	因子项目	因子序号
躯体性焦虑	7	7～13
精神性焦虑	7	1～6,14

三、抑郁评定量表

汉密顿抑郁量表(Hamilton depression scale，HAMD)是汉密顿于 1960 年在《神经科、神经外科和精神科杂志》上发表的，1967 年在美国《社会和临床心理学》上又发表了它的发展版本。

1.量表内容　本量表有 17 项、21 项和 24 项 3 种版本。21 项版本比 24 项少第 22～24 项，17 项版本比 24 项少第 18～24 项。现介绍的是 24 项版本(表 2-5)。

2.实施方法

(1)由经过培训的两名评定人员同时对被测者进行联合检查，在评定前与患者建立良好的合作关系。检查时两名评定人员相互协调，相互补充，以免遗漏项目。检测评定完毕后，两名评定人员分别独立评分，评分结果可取平均值。

(2)检测评定通过与被测者的交谈和观察来进行，做一次评定需 15～20min，这主要取决于被测者的病情严重程度及其合作情况。在 HAMD 中的第 8、9 及 11 项，依据对被测者的观察进行评定，其余各项则根据被测者自己的口头叙述评分，其中第 1 项需两者兼顾。另外，第 7、22 项，尚需向被测者家属或病房工作人员收集资料，而第 16 项最好是根据体重记录，也可依据被测者主诉及其家属或病房工作人员所提供的资料评定。

3.评分方法　HAMD 大部分项目采用 4 分的 5 级评分方法，即 0 分＝无，1 分＝轻度，2 分＝中度，3 分＝重度，4 分＝很重。少部分项目采用 2 分的 3 级评分方法，即 0 分＝无，1 分＝中度，2 分＝重度。

表2-5　汉密顿抑郁量表

项目	分数	参考评分标准
1.抑郁情绪	0 1 2 3 4	0分:无 1分:只在问到时才叙述 2分:谈话时自发表达 3分:不用言语也可从表情、姿势、声音或欲哭中流露出这种情绪 4分:患者的言语和非言语表达(表情、动作)几乎完全表达为这种情绪
2.有罪感	0 1 2 3 4	0分:无 1分:责备自己,感到自己已连累他人 2分:认为自己犯了罪,或反复思考以往的过失和错误 3分:认为目前的疾病是对自己错误的惩罚,或有罪恶妄想 4分:罪恶妄想伴有指责或威胁性幻觉
3.自杀	0 1 2 3 4	0分:无 1分:觉得活着没有意义 2分:希望自己已经死去,或常想到与死有关的事 3分:消极观念(自杀念头) 4分:有严重自杀行为

续表

项目	分数	参考评分标准
4.入睡困难	0 1 2	0分:无 1分:主诉有时有入睡困难,即上床后半小时仍不能入睡 2分:主诉每晚均有入睡困难
5.睡眠不深	0 1 2	0分:无 1分:睡眠浅、多噩梦 2分:半夜(晚12点以前)曾醒来(不包括上厕所)
6.早醒	0 1 2	0分:无 1分:有早醒,比平时早醒1h,但能重新入睡 2分:早醒后无法重新入睡
7.工作和兴趣	0 1 2 3 4	0分:无 1分:提问时才诉述 2分:自发地直接或间接表达对活动、工作或学习失去兴趣,如感到无精打采,犹豫不决,不能坚持或需强迫自己去工作或活动 3分:活动时间减少或成效降低,住院患者每天参加病室劳动或娱乐不满3h 4.因目前的疾病而停止工作,住院者不参加任何活动或者没有他人帮助便不能完成病室日常事务
8.迟滞(指思维和言语缓慢,注意力难以集中,主动性减退)	0 1 2 3 4	0分:无 1分:精神检查中发现行动迟缓 2分:精神检查中发现行动明显迟缓 3分:精神检查进行困难 4分:完全不能回答问题(木僵)
9.激越	0 1 2 3 4	0分:无 1分:检查时表现得有些心神不宁 2分:明显的心神不定或小动作多 3分:不能静坐,检查中曾起立 4分:搓手,咬手指,扯头发,咬嘴唇
10.精神性焦虑	0 1 2 3 4	0分:无 1分:问及时叙述 2分:自发表达 3分:表情和言语流露出明显焦虑 4分:明显惊恐
11.躯体性焦虑(指焦虑的生理症状,包括口干、腹胀、腹泻、打呃、腹痛、心悸、头痛、过度换气和叹息,以及尿频和出汗等)	0 1 2 3 4	0分:无 1分:轻度 2分:中度,有肯定症状 3分:症状严重,影响生活,需加处理 4分:严重影响生活和活动
12.胃肠道症状	0 1 2	0分:无 1分:食欲减退,但不需他人鼓励便自行进食 2分:进食需他人催促或请求,或需要应用泻药或助消化药

续表

项目	分数	参考评分标准
13. 全身症状	0 1 2	0分:无 1分:四肢、背部或颈部沉重感,背痛,头痛,肌肉疼痛,全身乏力或疲倦 2分:症状明显
14. 性症状(该项对被评者不适合时可不计入总分)	0 1 2	0分:无 1分:轻度 2分:重度
15. 疑病	0 1 2 3 4	0分:无 1分:对身体过分关注 2分:反复考虑健康问题 3分:有疑病妄想 4分:伴幻觉的疑病妄想
16. 体重减轻	0 1 2	0分:一周内体重无减轻或减轻0.5kg以下 1分:一周内体重减轻0.5kg以上 2分:一周内体重减轻1kg以上
17. 自知力	0 1 2	0分:无 1分:知道自己有病,但归咎于伙食太差、环境问题、工作忙、病毒感染或需要休息等 2分:完全否认有病
18. 日夜变化(如果症状在早晨或傍晚加重,先指出是哪一种,然后按其变化程度评分)	0 1 2	0分:无 1分:轻度变化 2分:重度变化
19. 人格或现实解体	0 1 2	0分:无 1分:问及时才叙述 2分:自然叙述 3分:有虚无妄想 4分:伴幻觉的虚无妄想
20. 偏执症状	0 1 2 3 4	0分:无 1分:有猜疑 2分:牵连观念 3分:关系妄想、被害妄想 4分:伴有幻觉的关系妄想或被害妄想
21. 强迫观念	0 1 2	0分:无 1分:问及时才叙述 2分:自发叙述
22. 能力减退感	0 1 2 3 4	0分:无 1分:仅在询问时诉述有自卑感(我不如他人) 2分:患者主动表示有能力减退感 3分:需鼓励、指导和安慰才能完成病室日常事务或个人卫生 4分:穿衣、梳洗、进食、铺床或个人卫生均需他人协助

续表

项目	分数	参考评分标准
23.绝望感	0 1 2 3 4	0分:无 1分:有时怀疑"情况是否会好转",但解释后能接受 2分:持续感到"没有希望",但解释后能接受 3分:对未来感到灰心、悲观和失望,解释后不能解除 4分:自动地反复诉述"我的病好不了啦"诸如此类的情况
24.自卑感	0 1 2 3 4	0分:无 1分:仅在询问时诉述有自卑感(我不如他人) 2分:自动地诉述有自卑感 3分:患者主动诉述:"我一无是处"或"低人一等"等 4分:自卑感达妄想的程度

4.结果分析

(1)总分:总分是各项目分的总和。总分能较好地反映病情严重程度,即病情越轻,总分越低,病情越重,总分越高。按照 Davis JM 的划界,总分≥20 分,可能是轻或中度的抑郁;≥35 分,可能为严重抑郁。总分变化能评估病情的演变情况。

(2)因子分:因子分=组成该因子各项目的总分÷该因子结构的项目数。因子分能更简单明了地反映患者病情的实际特点,并且反映靶症状群的治疗效果(表 2-6)。

表 2-6 HAMD 的因子名称和项目序号

因子名称	项目数	因子序号
焦虑躯体化	5	10、11、12、15、17
认知障碍	6	2、3、9、19、20、21
迟缓	4	1、7、8、14
睡眠障碍	3	4、5、6
绝望感	3	22、23、24
体重	1	16
日夜变化	1	18

四、成瘾严重程度指数量表

成瘾严重程度指数量表是半结构式访谈问卷,由美国宾夕法尼亚州立大学医学院成瘾研究中心 McLellan 等人在 1980 年开发,包括与药物依赖有关的医疗、就业、毒品使用、酒精滥用、违法犯罪、家庭社会关系和精神状况 7 个分量表。每个分量表包含了严重程度评分和综合分数两部分。调查员根据从每一个分量表中获得的客观信息(如存在问题的数量、严重程度、持续存在的时间等)以及自我评价等,对其每一方面的严重程度作出评判。评分从 0~9 分为 10 个等级,分数越高,药物依赖者的问题越严重。7 个分量表分别都有相应的综合分数,其范围为 0~1,越接近 0,表明药物依赖者这一部分问题越小;反之,越接近 1,问题越大。综合分数主要用于评价治疗前后药物依赖者各方面的改变,从而判断治疗有无效果。

五、明尼苏达多相人格调查表

(一)明尼苏达多相人格调查表概述

明尼苏达多相人格调查表(Minnesota multiphasic personality inventory,MMPI)由 Hathaway SR 和 Mckingley JC 等于 1940 年编制,最初是想编制一套对精神病有鉴别作用的辅助调查表,后来发展为人格测验。该量表自问世以来,应用非常广泛,在美国出版的《心理测验年鉴》第 9 版(1985 年)中为最常用的人格测验量表。1989 年,Butcher 等完成了 MMPI 的修订工作,称 MMPI-2。我国宋维真等完成了 MMPI 的修订工作,并已制订了全国常模。

MMPI 适用于 16 岁以上至少有 6 年以上教育年限者,MMPI-2 提供了成人和青少年常模,可用于 13 岁以上青少年和成人,既可个别施测,也可团体测查。

MMPI 共有 566 个自我陈述形式的题目,其中 1~399 题是与临床有关的,其他属于一些研究量表。题目内容涉及范围很广,包括身体各方面的情况、精神状态、家庭、婚姻、宗教、政治、法律、社会等方面的态度和看法。被试者根据自己的实际情况对每个题目作出"是"与"否"的回答,若确定不能判定则不作答。根据患者的回答情况进行量化分析,也可作出人格剖面图。除了手工分析方法,现在还出现多种计算机辅助分析和解释系统。在临床工作中,MMPI 常用 4 个效度量表和 10 个临床量表。

(二)量表

1. 效度量表

(1)疑问(question,Q):被试者不能回答的题目数,如超过 30 个题目,则测验结果不可靠。

(2)掩饰(lie,L):测量被试者对该调查的态度。高分反映防御、天真、思想单纯等。

(3)效度(validity,V):测量任意回答倾向。高分表示任意回答、诈病或确系偏执。

(4)校正分(correction,C):是测量过分防御或不现实倾向。高分表示被试者对测验持防卫态度。正常人群中回答是或否的机遇大致为 50/50,只有在故意装好或装坏时才会出现偏向。因此,对一些量表(Hs、Pd、Pt、Sc、Ma)加一定的 C 分,以校正这种倾向。

2. 临床量表

(1)疑病量表(hypochondriasis,Hs):测量被试者疑病倾向及对身体健康的不正常关注。高分表示被试者有许多身体上的不适、不愉快、自我中心、敌意、需求、寻求注意等。条目举例:我常会恶心呕吐。

(2)抑郁量表(depression,D):测量情绪低落、焦虑问题。高分表示情绪低落,缺乏自信,自杀观念,有轻度焦虑和激动。条目举例:我常有很多心事。

(3)癔病量表(hysteria,Hy):测量被试者对心身症状的关注和敏感、自我中心等特点。高分反映被试者自我中心、自大、自私、期待别人给予更多的注意和爱抚,对人的关系是肤浅、幼稚的。条目举例:每星期至少有一两次,我会无缘无故地觉得周身发热。

(4)精神病态性偏倚量表(psychopathic deviation,Pd):测量被试者的社会行为偏离特点。高分反映被试者脱离一般社会道德规范,无视社会习俗,社会适应差,冲动敌意,具有攻击性倾向。条目举例:我童年时期中有一段时间偷过人家的东西。

(5)男子气或女子气量表(masculinity-femininity,Mf):测量男子女性化、女子男性化倾向。男性高分反映敏感、爱美、被动等女性倾向,女性高分反映粗鲁、好攻击、自信、缺乏情感、不敏感等男性化倾向。条目举例:和我性别相同的人最容易喜欢我。

(6)妄想量表(paranoia,Pa):测量被试者是否具有病理性思维。高分提示被试者常表现多疑、过分敏感,甚至有妄想存在,平时的思维方式就表现为容易指责别人而很少内疚,有时可表现强词夺理、敌意、愤怒,甚至侵犯他人。条目举例:有人想害我。

(7)精神衰弱量表(psychasthenia,Pt):测量精神衰弱、强迫、恐怖或焦虑等神经症特点。高分提示有强迫观念、严重焦虑、高度紧张、恐怖等。条目举例:我似乎比别人更难于集中注意力。

(8)精神分裂症量表(schizophrenia,Sc):测量思维异常和古怪行为等精神分裂症的一些临床特点。高分提示被试者行为退缩,思维古怪,可能存在幻觉妄想,情感不稳。条目举例:有时我会哭一阵笑一阵,连自己也不能控制。

(9)躁狂症量表(mania,Ma):测量情绪紧张、过度兴奋、夸大、易激惹等轻躁狂症的特点。高分反映被试者联想过多过快,夸大而情绪高昂,易激惹,活动过多,精力过分充沛,乐观,无拘束等特点。条目举例:我是个重要人物。

(10)社会化量表(social introversion,Si):测量社会化倾向。高分提示被试者性格内向、胆小、退缩,不善社交活动,过分自我控制等;低分反映外向。条目举例:但愿我不要太害羞。

(三)结果和应用

各量表结果采用 T 分形式,可在 MMPI 剖析图上标出。一般地,某量表 T 分高于 70,则认为该量表存在所反映的精神病理症状,比如抑郁量表(D)≥70,认为被试者存在抑郁症状。但在具体分析时应综合各量表 T 分高低情况来解释。例如,精神病患者往往是 D、Pd、Pa 和 Sc 分高,神经症患者往往是 Hs、D、Hy 和 Pt 分高。

MMPI 应用十分广泛,主要用于病理心理的研究,在精神医学主要用于协助临床诊断,在心身医学领域用于多种心身疾病患者(如冠心病、癌症等)的人格特征研究,在行为医学用于行为障碍的人格特征研究,在心理咨询和心理治疗中也采用 MMPI 评估来访者的人格特点及心理治疗效果评价等,现在还用于司法鉴定领域。

六、艾森克人格问卷

艾森克人格问卷(Eysenck personality questionnaire,EPQ)是由英国人 Eysenck HJ 根据其人格三个维度的理论,于 1975 年在其 1952 年和 1964 年两个版本基础上增加而成的,在国际上被广泛应用。EPQ 成人问卷适用于测查 16 岁及以上的成人,儿童问卷适用于 7～15 岁儿童。在国外,EPQ 儿童本有 97 项,成人本有 101 项。我国龚耀先修订的成人本和儿童本均为 88 项;陈仲庚修订的成人本有 85 项。

EPQ 由三个人格维度和一个效度量表组成。

(1)神经质(neuroticism,N)维度:测查情绪稳定性。高分反映易焦虑、抑郁和较强烈的情绪反应倾向等特征。举例:你容易激动吗?

(2)内-外向(introversion-extroversion,E)维度:测查内向和外向人格特征。高分反映个性外向,具有好交际、热情、冲动等特征;低分则反映个性内向,具有好静、稳重、不善言谈等特征。举例:你是否健谈?

(3)精神质(psychoticism,P)维度:测查一些与精神病理有关的人格特征。高分可能具有孤独、缺乏同情心、不关心他人、难以适应外部环境、好攻击、与别人不友好等特征,也可能具有与众极其不同的人格特征。举例:你是否在晚上小心翼翼地关好门窗?

(4)掩饰(lie,L)量表:测查朴实、遵从社会习俗及道德规范等特征。在国外,高分表明掩饰、隐瞒，但在我国 L 分高的意义仍未十分明了。举例：你曾拿过别人的东西吗（哪怕一针一线）？

EPQ 结果采用标准 T 分表示，根据各维度 T 分高低判断人格倾向和特征。还将 N 维度和 E 维度组合，进一步分出外向稳定（多血质）、外向不稳定（胆汁质）、内向稳定（黏液质）、内向不稳定（抑郁质）四种人格特征，各型之间还有移行型。

EPQ 为自陈量表，实施方便，有时也可做团体测验，是临床应用最为广泛的人格测验量表，但其条目较少，反映的信息量也相对较少，故反映的人格类型有限。

七、认知功能评定

瑞文标准推理测验（Raven's standard progressive matrices）是英国心理学家瑞文（J. C. Raven）于 1938 年设计的非文字智力测验。瑞文标准推理测验是纯粹的非文字智力测验，属于渐进性矩阵图，整个测验一共由 60 张图组成，按逐步增加难度的顺序分成 A、B、C、D、E 5 组，每组都有一定的主题，题目的类型略有不同。从直观上看，A 组主要测知觉辨别力、图形比较和图形想象力等；B 组主要测类同比较和图形组合等；C 组主要测比较推理和图形组合；D 组主要测系列关系、图形套合和比拟等；E 组主要测互换、交错等抽象推理能力。由此可见，各组要求的思维操作水平也是不同的。测验通过评价被测者的这些思维活动来研究他的智力活动能力。每一组中包含 12 道题目，也按逐渐增加难度的方式排列。每道题目由一幅缺少一小部分的大图案和作为选项的 6～8 张小图片组成。测验中要求被测者根据大图案内图形间的某种关系，这正是需要被测者去思考、去发现的，看小图片中的哪一张填入（在头脑中想象）大图案中缺少的部分最合适，主要用于智力的了解和筛选。

瑞文标准推理测验是目前国内临床常用电脑软件，本测验限 40min 内交卷，能做多少即做多少，测验进行到 20min 及 30min 各报一次时间。结果为二级评分，答对给 1 分，答错为 0 分。原始分进行转换后得出 IQ 分。结果采用离差智商计算法。

第三节　日常生活活动能力评定

一、定义、范围、评定目的

日常生活活动（activities of daily living，ADL）的概念由 Sinclney Katz 于 1963 年提出，指一个人为了满足日常生活的需要每天所进行的必要活动。而精神疾病康复学所关注的则是精神疾病患者病后完成日常生活活动的能力，即人们为了维持生存以及适应生存环境而应具备的完成每天必须反复进行的、最基本的、最具有共同性的活动的能力。而更广泛意义的日常生活活动能力则是指个体在家庭、工作机构及社区里自己管理自己的能力，除了包括最基本的生活能力之外，还包括与他人交往的能力，以及在经济上、社会上和职业上合理安排自己生活的能力。

日常生活活动是个体日常生活每天必须完成的最基本的活动，日常生活活动能力则是个体完成上述最基本活动所应具备的能力，这种能力包含了肉体与精神的"力量"。日常生活活动能力是人们从事其他一切活动的基础，它不是与生俱来的，而是个体在发育成长过程中通过学习实践逐渐掌握的。对于健康人来说，我们每天要完成的诸如起床、穿衣服、上厕所、刷牙、洗脸等活动都是举手之劳，但对慢性精神疾病患者来说，要完成上述活动会变得被动或困难。由于精神残疾带来的日常生活活动能力的减弱或丧失，直接导致患者生活难以自理，难以脱离对他人的依赖。

日常生活活动中受挫，常可损害个体形象，影响患者与他人的联系，亦可影响到整个家庭和社会。在日常生活活动中最大限度地自理，构成了康复工作的重要领域。要改善患者自理能力，首先就必须进行 ADL 的评定。

日常生活活动包括运动、自理、交流及家务活动等。运动方面有床上运动、轮椅上运动和转移、室内或室外行走、公共或私人交通工具的使用。自理方面有更衣、进食、入厕、洗漱、修饰（梳头、刮脸、化妆）等。交流方面有打电话、阅读、书写、使用电脑、识别环境标志。家务劳动方面有购物、备餐、洗衣、使用家具及环境控制器（电源开关、水龙头、钥匙等）。

ADL 的评定对确定患者能否独立及独立的程度、判定预后、制订和修订治疗计划、评定治疗效果、安排返家或就业都十分重要。

二、评定方法

ADL 被提出至今，已出现了大量的评定方法，常用的标准化的 ADL 评定方法有日常生活能力量表、Barthel 指数、现有能力水平评估表等。

（一）Barthel 指数评定量表

1. Barthel 指数评定　　Barthel 指数评定（the Barthel index of ADL）由美国 Florence Mahoney 和 Dorothy Barthel 设计并应用于临床，是国际康复医学界常用的方法。Barthel 指数评定方法简单，可信度高，灵敏度也高，使用广泛，而且可用于预测治疗效果、住院时间和预后。Barthel 指数评定内容及记分法见表 2-7。

表 2-7　Barthel 指数评定内容及记分法

ADL 项目	自理	稍依赖	较大依赖	完全依赖
进食	10	5	0	0
洗澡	5	0	0	0
修饰（洗脸、梳头、刷牙、刮脸）	5	0	0	0
穿衣（系带）	10	5	0	0
控制大便	10	5	0	0
控制小便	10	5	0	0
上厕所	10	5	0	0
床椅移动	15	10	5	0
行走（平地 45m）	15	10	5	0
上下楼梯	10	5	0	0

2. Barthel 指数评分结果　　正常总分 100 分，60 分以上者为良，生活基本自理；60～41 分者为中度功能障碍，生活需要帮助；40～20 分者为重度功能障碍，生活依赖明显；20 分以下者为完全残疾，生活完全依赖。Barthel 指数 40 分以上者康复治疗效益最大。

（二）日常生活活动能力量表

日常生活活动能力量表共有 14 项（表 2-8），包括两部分内容：①躯体生活自理量表，共 6 项，即上厕所、进食、穿衣、梳洗、行走和洗澡；②工具性日常生活能力量表，共 8 项，即打电话、购物、备餐、做家务、洗衣、使用交通工具、服药和处理自己的财物。

　　评分分 4 级：1 级，自己完全可以做；2 级，有些困难；3 级，需要帮助；4 级，根本没办法做。

　　原量表评估周期为 2 周，评估者就患者实际的生活自理情况给出具体的分值，最后各项累计若大于等于 16 分则需进入生活自理训练小组。

表 2-8　日常生活活动能力量表

序号	日常生活能力	分数			
1	使用交通工具	1	2	3	4
2	行走	1	2	3	4
3	备餐	1	2	3	4
4	做家务	1	2	3	4
5	服药	1	2	3	4
6	进食	1	2	3	4
7	穿衣	1	2	3	4
8	梳洗	1	2	3	4
9	洗衣	1	2	3	4
10	洗澡	1	2	3	4
11	购物	1	2	3	4
12	定时上厕所	1	2	3	4
13	打电话	1	2	3	4
14	处理自己的财物	1	2	3	4

第四节　社会参与能力评定

　　精神病患者社会功能减退是精神残疾的主要表现，精神疾病康复的最终目的就是让患者能够最大程度地恢复功能、重返社会。在康复过程中，患者精神症状消失的同时，社会功能的恢复对患者重返社会显得尤为必要。

　　社会功能，通常是指个人能否在社会上发挥一个公民应有的功能及其在社会上发挥作用的大小。具体内容一般包括以下几个方面：社会生活能力，包括家庭关系、社会支持、社会角色和与他人交往等；就业情况；社会整合功能等。

一、社会生活能力评定

　　社会生活能力评估患者参与各种社会活动的情况，包括工作、社交以及参与各种娱乐活动等的能力，主要进行社会生活能力、生活质量评定、劳动力评定和职业评定。

（一）社会生活能力概况评定问卷

　　社会生活能力概况评定问卷是一个简易的评定量表，供使用者针对患者的社会生活能力进行简单快速的评定，具体内容见表 2-9。

表 2-9　社会生活能力概况评定问卷

1. 上学或上班情况
　　与病前大致相同　是　20 分
　　　　　　　　　　否　0 分
2. 参与社交活动(访亲探友等)
　　从不参加:0 分;极少参加:5 分;正常参加:10 分
3. 参加社团活动(工会、联谊会、学会等)
　　从不参加:0 分;极少参加:5 分;正常参加:10 分
4. 与别人进行打扑克、下象棋、参观旅行、打球等文体活动
　　从不参加:0 分;极少参加:5 分;正常参加:10 分
5. 与别人一起看电视、谈话、听音乐、散步、购物等业余消遣活动
　　从不参加:0 分;极少参加:5 分;正常参加:10 分

该量表评定的最高分为 60 分,最低分为 0 分。分级判断标准为:0 分,社会生活能力重度障碍;≤20 分,社会生活能力中度障碍;21~40 分,社会生活能力轻度障碍;60 分,社会生活能力正常。

(二)社会功能缺陷量表

社会功能缺陷量表(Social Disability Screening Schedule,SDSS)(表 2-10)主要用在社区中生活的精神病患者,特别适用于慢性病患者。评定依据的重点基于对知情人的询问。评定员由受过评定训练的专业人员担任。一次询问需 5~8min。有些受检者若干项目可能不适用,如未婚者的第 2 项和第 5 项评定,可记不适合,不计入总分。共包括 10 个项目,每项的评分为 0~2 分,0 分为无异常或仅有不引起抱怨或问题的极轻微缺陷,1 分为确有功能缺陷,2 分为严重的功能缺陷。

统计指标为总分和单项分,如总分大于或等于 2 分,为有社会功能缺陷,需要进行社会功能康复训练。若单项分大于 1 分,则需要重点进行此项功能训练。

表 2-10　社会功能缺陷量表

1	职业和工作	指工作和职业活动的能力、质量和效率,遵守劳动纪律和规章制度,完成生产任务,在工作中与他人合作等。 (0)为无异常或仅有不引起抱怨或问题的极轻微缺陷 (1)水平明显下降,出现问题,或需减轻工作 (2)无法工作,或在工作中发生严重问题,可能或已经被处分
2	婚姻职能	仅评已婚者,指夫妻间相互交流,共同处理家务,对对方负责,相互间的爱,支持和鼓励对方。 (0)为无异常或仅有不引起抱怨或问题的极轻微缺陷 (1)有争吵,不交流,不支持,逃避责任 (2)经常争吵,完全不理对方,或夫妻关系濒于破裂
3	父母职能	仅评有子女者,指对子女的生活照顾、情感交流、共同活动,以及关心子女的健康和成长。 (0)为无异常或仅有不引起抱怨或问题的极轻微缺陷 (1)对子女不关心或缺乏兴趣 (3)根本不负责任,或不得不由别人替他照顾孩子
4	社会性退缩	指主动回避和他人交往。 (0)为无异常或仅有不引起抱怨或问题的极轻微缺陷 (1)确有回避他人的情况,经说服仍可克服 (2)严重退缩,说服无效

续表

5	家庭外的社会活动	指和其他家庭及社会的接触和活动,以及参加集体活动的情况。 (0)为无异常或仅有不引起抱怨或问题的极轻微缺陷 (1)不参加某些应该且可以参加的社会活动 (2)不参加任何社会活动
6	家庭内活动	指在家庭中不干事也不与人说话的情况。 (0)为无异常或仅有不引起抱怨或问题的极轻微缺陷 (1)多数日子至少每天有 2h 什么也不干 (2)几乎整天什么都不干
7	家庭职能	指日常家庭活动中应起的作用,如分担家务、参加家庭娱乐、讨论家庭事务等。 (0)为无异常或仅有不引起抱怨或问题的极轻微缺陷 (1)不履行家庭义务,较少参加家庭活动 (2)几乎不参加家庭活动,不理家属
8	个人生活自理	指保持个人身体、服饰、住处的整洁,大小便习惯,进食等。 (0)为无异常或仅有不引起抱怨或问题的极轻微缺陷 (1)生活自理差 (2)生活不能自理,影响自己和他人
9	对外界的兴趣和关心	了解和关心单位、周围、当地和全国的重要消息和新闻。 (0)为无异常或仅有不引起抱怨或问题的极轻微缺陷 (1)不太关心 (2)完全不闻不问
10	责任心和计划性	关心本人及家庭成员的进步,努力完成任务,发展新的兴趣或计划。 (0)为无异常或仅有不引起抱怨或问题的极轻微缺陷 (1)对进步和未来不关心 (2)完全不关心进步和未来,没有主动性,对未来不考虑

二、劳动能力评定

劳动能力是衡量患者社会功能的一个主要部分,可以预测患者就业前景,需要评定时可参照王玉龙主编、人民卫生出版社出版的《康复功能评定学》(第二版)中的就业能力评估调查表。

思考题:

1. 精神疾病康复评定的目的和作用是什么?
2. 精神疾病康复评定大致包括哪些内容?

第三章

精神疾病康复治疗

精神疾病患者的功能缺陷主要表现在生理功能、心理（精神）功能、日常生活活动能力和参与社会生活能力等方面，尤其是心理功能和社会功能的缺陷严重阻碍了患者社会功能的表达。精神疾病康复就是通过研究因精神疾病导致患者各种生理和心理功能障碍的机制，采取预防、诊断、评估、治疗、训练等措施，以改善患者的心理功能，激活其潜在的或恢复其原有的社会功能，使其能较好地承担社会角色。

现代精神疾病康复治疗强调功能康复的原则，从功能评定到功能训练，再到功能重组，实现功能恢复，形成完整的功能康复闭环系统。常用的精神疾病康复治疗有物理治疗、作业治疗、心理治疗、文体治疗等。

第一节　物理疗法

一、概述

(一)定义

应用物理因子治疗病、伤、残的方法称为物理疗法。物理疗法包括利用力、电、光、声、磁、热、冷等人工物理能进行治疗的方法，也包括利用矿泉、气候、日光、空气、海水、泥、沙等自然因素进行治疗的方法。

物理疗法无创、无痛苦，一般无不良反应，无毒副作用，对许多病、伤、残的病理过程和功能障碍有良好疗效，设备操作简便，易为患者接受。

(二)分类

通常所说的理疗指的是利用人工物理因子的疗法，按照利用的人工物理因子不同可分为电疗法、光疗法、磁疗法、超声疗法、热疗法、冷疗法、水疗法、生物反馈疗法等。而利用自然因子的疗法，如气候疗法、日光疗法、海水疗法、矿泉疗法、泥疗法、空气浴疗法等属于疗养学范畴。

(三)作用途径

1.直接作用　直接引起局部细胞组织形态、结构、功能、生理、生化过程的改变。

2.神经反射作用　神经反射作用是物理因子作用于人体的主要机制。

(1)轴突反射：物理能作用于皮肤感受器，传入冲动不进入脊髓，而由传入神经经传出神经逆行传导到效应器。例如：物理因子→感受器→神经纤维轴索→效应器；红外线→轴突反射→血管扩张。

(2)节段反射：物理因子→感受器→传入神经纤维→脊髓→传出神经纤维→效应器；物理因子→鼻黏膜→传入神经纤维→脊髓→传出神经纤维→呼吸道、子宫。

(3)肌梭反射:物理能作用于皮肤,引起运动神经元兴奋,通过节段通路到传出神经纤维,引起皮下肌肉收缩反应,或通过脊髓上通路到达皮质,再经锥体束,由运动神经元引起肌肉收缩反应。

(4)皮肤内脏反射:物理能作用于某皮肤区域(皮结)的感觉神经纤维,传入冲动进入脊髓一定节段,再经同一节段的内脏传入神经,到达一定的器官,引起相应的内脏反射。

(5)交叉性与交感性血管反应:物理能作用于一侧足时可使对侧手发生相同的血管反应,称为交叉性血管反应。物理能作用于一侧手、足或肢体时,可使对侧手、足或肢体发生类似的血管反应,称为交感性血管反应。

3.经络作用　毫米波照内关穴→尺泽穴痛阈上升。

4.体液作用　物理能作用于人体后引起一系列物理和化学变化,其产物可通过体液系统产生局部或全身作用。体液途径物理因子→体液→组织器官;温热因子→热感受器兴奋→产生组胺、血管活性肽等物质→血管扩张。

5.组织适应　力学因子反复作用于人体组织,可使组织产生相应的适应性改变,这是各种运动疗法作用的基础。

6.全身反射　物理因子→传入神经纤维→脊髓节段→脑干、皮质下中枢、大脑皮质→传出神经纤维→效应器。

(四)作用特点

1.非特异性作用　①改善血液循环,扩张血管,血液、淋巴液流动增快,组织代谢加强,营养状态改善;②镇静镇痛,降低神经兴奋性和传导速度,控制神经疼痛传导闸门,释放内啡肽,解除肌肉痉挛,使炎症消散;③消炎,扩张血管,改善血供,增强细胞吞噬能力,促进炎症病理代谢产物吸收与清除,提高机体免疫力与修复力;④刺激组织再生,提高受损组织再生和修复能力;⑤提高机体防卫功能;⑥调节神经、循环、内分泌、呼吸、消化等系统的功能,改善机体对内外环境的适应能力。

2.特异性作用　①直流电改变局部离子浓度,产生电解电泳现象,可做药物导入;②低频电引起肌肉收缩;③中频电无电解现象,避免刺激皮肤,因其易通过皮肤、皮毛,且作用深;④高频电内生热;⑤紫外线有脱敏、色素沉着、抗佝偻病和骨软化症作用;⑥超声波机械振荡引起微细按摩。

二、精神疾病康复治疗常用的物理疗法

1经皮电神经刺激疗法　经皮电神经刺激疗法(transcutaneous electric nerve stimulation, TENS)也称为周围神经粗纤维电刺激疗法,是通过皮肤将特定的低频脉冲电流输入人体刺激神经达到镇痛的疗法。这种疗法所采用的电流为频率 $2\sim160\,Hz$、波宽 $2\sim500\,\mu s$ 的单相或双相不对称方波脉冲电流。

(1)治疗作用:①较低频率、较宽波宽的脉冲电流作用于皮肤后,神经冲动传入脑和垂体,引起脑内吗啡样多肽释放而达到镇痛,镇痛时间较长。②较高频率、较窄波宽的脉冲电流作用于皮肤后,神经冲动传送到脊髓,通过"闸门控制"机制产生镇痛效应,镇痛时间较短。

(2)治疗技术:目前所采用的治疗仪输出的电流有三种类型:①较低频率($1\sim10\,Hz$)、较宽波宽($150\sim500\,\mu s$)的电针型。②较高频率($75\sim100\,Hz$)、较窄波宽($10\sim150\,\mu s$)的常规型。③较高频率($150\,Hz$)、较宽波宽($<300\,\mu s$)的短暂强烈型。

治疗时将两个电极对置或并置于痛点、激痛点、穴位或相应神经节段,电极下涂导电糊,根

据病情及个人耐受性选择电流种类与强度,治疗 20min、30min 或 60min,每日 1~3 次。治疗急性疼痛时,数天为一个疗程,治疗慢性疼痛的疗程较长。

临床应用于各种急慢性疼痛,如神经痛、头痛、关节痛、肌痛等,也可用于躯体形式障碍、神经症、抑郁症等。

2.经颅磁治疗　经颅磁刺激技术(transcranial magnetic stimulation, TMS)是一种无痛、无创的绿色治疗方法,磁信号可以无衰减地透过颅骨而刺激到大脑神经,实际应用中并不局限于对头脑的刺激,外周神经肌肉同样可以刺激,因此都叫它为"磁刺激"。

随着技术的发展,出现了具有连续可调、重复刺激的经颅磁刺激仪(rTMS),并在临床精神病、神经疾病及康复领域获得越来越多的应用。它主要通过不同的频率来达到治疗目的,高频($>1Hz$)主要是兴奋的作用,低频($\leqslant 1Hz$)则是抑制的作用。因其无痛、非创伤的物理特性,实现人类一直以来的梦想——在活体状态下无损伤地探索脑功能及高级认知功能。TMS与正电子发射断层扫描(position emission tomography, PET)、功能性磁共振成像(functional magnetic resonance imaging, fMRI)、脑磁图(magnetoencephalography, MEG)并称为"二十一世纪四大脑科学技术"。

根据 TMS 刺激脉冲不同,可以将 TMS 分为三种刺激模式:单脉冲 TMS(sTMS)、双脉冲TMS(pTMS)以及重复 TMS(rTMS)。

重复经颅磁刺激(rTMS)治疗主要是通过改变它的刺激频率而分别达到兴奋或抑制局部大脑皮质功能的目的。

高频率、高强度 rTMS,可产生兴奋性突触后电位总和,导致刺激部位神经异常兴奋;低频刺激的作用则相反,通过双向调节大脑兴奋与抑制功能之间的平衡来治疗疾病。对 rTMS 刺激的局部神经通过神经网络之间的联系和相互作用对多部位功能产生影响;对于不同患者的大脑功能状况,需用不同的强度、频率、刺激部位、线圈方向来调整,才能取得良好的治疗效果。

TMS 可以治疗精神分裂症(阴性症状)、抑郁症、强迫症、躁狂症、创伤后应激障碍(PTSD)等精神疾病,其中对抑郁症的治疗在美国已经通过 FDA 的认证,治愈率为 20%,治疗有效率可高达 100%。TMS 在情绪、疲劳、麻醉药物、认知研究、躯体感觉皮层、毒品、成瘾性等领域的康复治疗作用有待临床研究验证。

第二节　心理治疗

一、概述

心理治疗是一类应用心理学原理和方法,由心理治疗师或接受过规范化培训的精神科执业医师,有计划地实施治疗疾病的技术。心理治疗是精神疾病康复过程中很重要的一种康复治疗方法。心理治疗人员通过与患者建立治疗关系与互动,积极影响患者,以减轻痛苦、消除或减轻症状为目的,帮助患者健全人格,适应社会,促进康复。

慢性精神疾病患者在疾病恢复期伴随着疾病的好转,自知力的逐渐恢复,相当一部分患者会对自己在疾病期间的表现及给社会与家属带来的影响感到羞耻、不安,继而产生自卑、抑郁、悲观、回避社交等消极心理。同时,家庭、社会对患者的接纳程度也直接影响了患者的自尊心与自信心。因此,康复期治疗应兼顾患者社会功能的恢复和心理问题的疏导。我们应该给予他们更多的生活上的关心和治疗上的督促,尤其是精神上的支持和理解,如同情体贴、鼓励安慰、关心照顾、帮助指导、安排力所能及的社会活动和提供处理问题的方法与要诀。同时积极宣传精神疾病的有关知识，帮助患者增强药物依从性，积极应对现实生活，促进社会功能恢复。

对于精神病照护者，我们也要给予相应的心理支持和援助，因为他们承受着与其他慢性疾病照护者一样的精神压力，患者疾病的反复造成家庭沉重的经济负担，影响家庭日常生活、家庭关系、娱乐活动，同时承受着由疾病带来的心理压力、社会歧视等问题。我们可通过对患者家属进行集体心理治疗和心理健康教育减轻他们的焦虑、抑郁情绪，增加他们对精神病的了解，减轻由于不正确的认知而产生的烦恼、痛苦及社会羞耻感。教会家庭成员如何与精神病患者相处，如何向患者提供家庭的情感温暖，如何理解、支持和鼓励患者的方法，共同提高生活质量。

还可以通过心理健康教育、个别心理治疗、集体心理治疗等方式来提高康复者对疾病的认识，促进自知力的恢复，度过危机与防止复发。

二、精神疾病康复常用的心理治疗方法

(一)常用的心理治疗方法

1.支持性心理治疗　支持性心理治疗是心理治疗中最常用的一种方法，适用于各类精神疾病患者。心理治疗人员在医疗情境中，基于治疗的需要，在伦理、法律、法规和技术性规范的指导下，与患者积极互动而形成支持性、帮助性工作关系。治疗关系不等同于日常发生的社会行为，是心理治疗操作技术的有机组成部分，其本身具有向患者提供心理支持的作用。在精神卫生临床工作中，支持性心理治疗技术是各种心理治疗的共同基础性技术。

注意事项如下：

(1)使用支持、保证技术时，要尊重患者的自主性。注意自我保护，承诺须适当，不做过分肯定、没有余地的许诺。

(2)在鼓励思考，尝试积极行为时，避免根据治疗人员自己的价值观代替患者做出人生重大决定。

(3)治疗时需要根据不同疾病及不同患者的特点，在具体方法及内容上要各有侧重，原则是帮助患者认识、了解疾病，使患者主动与医生配合，防止疾病复发，鼓励患者有勇气生活下去，抵御可能存在的不良环境。

2.解释性心理治疗　解释指对心理、行为及人际情景中的关系或意义提出假设，促使患者用新的词汇、语言和参照系来看待、描述心理和行为现象，帮助患者澄清自己的思想和情感，以新的观点看待和理解病理性问题与各种内外因素的关系，获得领悟，学习自己解决问题的方法。

注意事项如下：

(1)根据患者的接受能力，避免说教式的简单灌输，避免过多的指责与批评。

(2)对于心理分化程度低，自我观念弱，缺乏主见，暗示性、依赖性强的患者，引导、干预力度较高的解释宜在促进自我责任能力的疗法中使用。

3.行为治疗　行为治疗是运用行为科学的理论和技术，通过行为分析、情景设计、行为干预等技术，达到改变不良行为，减轻或消除症状，促进患者社会功能恢复的目的。常用的方法包括放松训练、系统脱敏、冲击疗法、厌恶疗法、阳性强化、自信训练、模仿与角色扮演、行为技能训练等。

注意事项如下：

(1)根据疾病不同表现，在知情同意的前提下选择患者能够适应的治疗方法。

(2)准确辨认目标行为，根据行为改变情况给予强化。治疗过程宜循序渐进，激活并维持动机。

4.认知疗法　认知疗法源自理性-情绪治疗和认知治疗。焦点是冲击患者的非理性信念，让其认识到当前的困难与抱持非理性观念有关；发展适应性思维，教会其更有逻辑性和自助性的信念，鼓励他们身体力行，引导产生建设性的行为变化，并且验证这些新信念的有效性。

注意事项如下：

(1)有明显自杀倾向、自杀企图和严重精神病症状、人格障碍等的患者不适合应用认知疗法。

(2)认知疗法要求良好的治疗性的合作与积极参与，注意在治疗初期建立良好的治疗关系。

(3)有教育意义，但是要避免说教或清谈。

(4)可以配合行为治疗和家庭作业进行。

5.家庭治疗　家庭治疗是基于系统思想，以家庭为干预单位，通过会谈、行为作业及其他非言语技术消除心理病理现象，促进个体和家庭系统功能的一类心理治疗方法。

家庭治疗的特点是不着重于家庭成员个人的内在心理构造与状态分析，而是将焦点放在家庭成员的互动关系上，从家庭系统角度去解释个人的行为与问题，个人的改变有赖于家庭整体的改变。

家庭参与对于精神疾病患者的康复是极为重要的，因为家庭与患者有不可分割的关系，而且又是患者的终身支持。与家庭保持接触的患者，他们的工作和整体功能都优于没有与家庭保持接触的患者。家庭成员的情感表达会影响患者疾病的康复。

注意事项如下：

(1)建立良好的治疗关系，注意家庭治疗过程中的动力学变化，咨询师要处理好多重人际关系。

(2)注意由于患者疾病带来的家庭成员的负性情绪的处理。

6.危机干预　危机干预是对处于困境或遭受挫折的人予以关怀和短程帮助的一种方式。危机干预常用于个体或群体性灾难的受害者、重大事件目击者，尤其是自杀患者和自杀企图者的心理社会干预。强调事件紧迫性和效果，在短时间内明确治疗目标并取得一定成效，即围绕改变认知、提供情感支持、肯定当事人的优点，确定其拥有的资源及已采用过的有效应对技巧，寻找可能的社会支持系统，帮助当事人恢复失衡的心理状态。

注意事项如下：

(1)不适合兴奋躁动、抑郁、严重意识障碍者。

(2)可以配合使用抗焦虑或抗抑郁药。

(二)常用的心理治疗方式

1.心理健康教育　心理健康教育是一种旨在为患者及其家属提供与疾病相关的信息、改善他们的应对策略的心理治疗方式。心理健康教育的对象可以是不同人群，包括患者及其家庭成员。心理健康教育的内容包括疾病和症状的知识、症状的自我监控、药物的自我管理、疾病的预防与复发、情绪管理、功能恢复等方面。通过健康教育可以有效地帮助患者及其家属识别疾病、预防复发、改善家庭及社会功能，促进患者全面康复。心理健康教育既可以采取集中授课方式,也可以穿插在个体或团体心理治疗时进行。集中授课频率以每个月 1~2 次,每次讲座时间 1~1.5h 为宜。

2.个体心理治疗 治疗师与来访者通过个别交谈,了解来访者疾病发生的过程与特点,帮助来访者掌握自己疾病的情况,对疾病有正确的认识,消除紧张不安的情绪,接受治疗师提出的治疗措施,并与治疗师合作,与疾病做斗争。个别心理治疗是一种普遍应用的心理治疗方式,每次交谈以 0.5~1h 为宜,可以每周交谈 1~2 次。有时 1~2 次即可解决问题,有时则需要反复进行多次。

3.团体心理治疗 团体心理治疗是在团体、小组情景中提供心理帮助的一种心理治疗形式。通过团体内人际交互作用,促使个体在互动中观察、学习、体验、认识自我、探讨自我、接纳自我,调整和改善与他人的关系,学习新的处事态度与行为方式,发展生活适应能力。

团体心理治疗可由 1~2 名心理治疗师担任组长,组员以数个或十几个人为宜。根据组员问题的相似性组成治疗小组,根据康复者的认知程度采用结构式或非结构式的活动方式。可以每周 1~2 次,每次 1.5~2h,根据活动目标不同可以进行几次或十余次。

团体心理治疗的优点是接受治疗的人数多、时间短、患者之间展开友爱帮助,还可以起到启发教育和相互产生良性暗示的效果。缺点是:只解决一些共性的问题,对患者个体的特殊问题不能较快地解决;有时个体深层次的问题不易暴露,个体差异难以照顾周全;个人隐私可能无意中泄露,给当事人带来不便。团体治疗后辅以个体心理治疗效果更好。

4.危机干预 当精神康复者及其家属面临严重、紧迫的处境而产生伴随着强烈痛苦体验的应激反应状态时,我们应该立即采取危机干预。危机干预的目标是:通过交谈,疏泄被压抑的情感;帮助认识和理解危机发展的过程及与诱因的关系;教会问题解决技术和应对技巧;帮助建立新的社交网络,鼓励人际交往;强化新学习的问题解决技术及应对技巧,同时鼓励患者积极面对现实和注意社会支持系统的作用。

危机干预分以下几个步骤:

(1)评估问题或危机,尤其是评估自杀危险性,评估周围环境、家庭和社区。

(2)制订治疗性干预计划:针对即刻的具体问题,考虑社会文化背景、家庭环境等因素,制订适合当事者功能水平和心理需求的干预计划。

(3)治疗性干预:首先需要让有自杀危险的当事人避免自杀的实施,认识到自杀不是一种解决问题的方式,生命只有一次,应珍爱生命。

(4)危机的解决和随访:度过危机后,应及时结束干预性治疗,以减少依赖性。同时强化、鼓励应用新学习的应对技巧。

第三节 作业疗法

一、概述

1.定义 作业疗法是应用有目的、经过选择的作业活动,对由于躯体上、精神上、发育上有功能障碍或残疾,以致不同程度地丧失生活自理和劳动能力的患者,进行评价、治疗和训练的过程,使患者最大限度地恢复、提高独立生活和劳动的能力,成为家庭和社会的一员。

作业疗法在精神疾病的康复治疗中起到重要作用。精神疾病的作业疗法,始于 20 世纪初美国的"习惯训练"的作业治疗理论,随后被应用在精神疾病的康复训练中。精神疾病的作业治疗是选择相应的作业治疗活动,帮助患者有目的地利用时间、精力及兴趣,使患者增强体能、适应能力和生产力,以改善患者的心态、情绪和社交能力,从而提高生活质量。

2.作业治疗的分类　作业治疗的分类方式很多,常见的有以下几种:

(1)按作业治疗的功能分类:①日常生活活动能力(ADL)训练。②职业作业治疗,包括职业前评定、职业前训练、职业训练。③娱乐活动。④作业宣传教育和咨询。⑤环境干预。⑥辅助技术,包括矫形器的配置和使用训练、辅助器的配置和使用训练、假肢使用训练。

(2)按作业治疗的性质分类:①功能性作业活动。②心理及精神性作业活动。③儿童作业活动。④老年人作业活动。

(3)按作业治疗项目分类:①维持日常生活所必需的活动,如进食、穿脱衣服、洗漱、行走等,是日常生活活动中人们为了生活自理而必须每天反复进行的活动。②治疗性活动。根据患者的功能障碍情况,选择与之相适应的训练用品进行练习,如对上肢运动障碍的偏瘫患者,可选用抓握木钉、拧螺丝、患手捏橡皮泥等活动来训练其上举、旋转、抓握等活动,以改善上肢功能。③生产劳动性活动。这类活动包含多项功能的综合训练,既有体能的,又有心理方面的。例如,家务劳动、木工、金工、装配等,患者既进行了作业活动,又创造了经济价值,使患者在心理上得到满足。④心理和社会性活动。心理和社会性活动可以调节心理状态,维持患者与社会的融洽,使他们适应环境,保持积极向上的心理状态。如下棋、打麻将等娱乐性活动,绘画、书法等艺术性活动,在体能允许的情况下,还可到商店购物、参加联谊会、使用交通工具等。

3.精神疾病作业治疗的目的　作业疗法的主要治疗目的是协助及支持精神功能障碍者恢复生活和工作的信心,参与有意义的活动以及积极地适应和融入生活环境,从而回归家庭和社会。

具体来说,作业疗法对精神疾病患者具有以下治疗目的:

(1)减轻患者病情,维持和促进患者的身体健康状态。

(2)恢复或改善患者的心理与躯体的功能。

(3)帮助患者学习和掌握如何适应生活及从事工作的技巧。

(4)回归、适应及融入社会。

二、精神疾病康复治疗常用的作业疗法

治疗精神疾病的作业疗法主要是在生活技能、心理和行为、社会和职业上进行训练,使其能在病情稳定后适应生活、学习、劳动和社会环境。

针对精神疾病的作业治疗应采取"以人为本"的原则,应根据患者的需要及其能力、生活环境、社会文化等方面,具体确定治疗目标、评定方法和作业治疗内容。精神疾病康复治疗中常用的作业治疗有:

1.日常生活活动训练　日常生活活动(ADL)是指为了达到独立生活而每天必须重复进行的最基本的、最具有共性的活动,即衣、食、住、行、个人卫生等基本的活动。这种活动对一般人来说是非常简单、极易完成的,而在罹患精神疾病的情况下,则成为难度很大的活动。以改善或恢复完成这些活动所需的能力为目的而进行的有针对性的训练就称为日常生活活动训练(ADL训练)。常用于精神疾病患者的ADL训练内容主要包括进食、更衣、个人卫生、家务及社会活动等。

2.认知功能的训练　认知功能是人从周围世界获得知识及使用知识的过程,是大脑加工、处理和操作信息的能力,包括对事物的感觉、注意、识别、记忆、理解等的行为与心理活动。精

神病患者的大脑处理信息的功能在生理方面可能受到限制,表现为感知、注意、思维、判断等方面障碍。

3.文娱、手工艺训练　文娱训练是通过有目的地选择一些文化活动、游戏等对患者进行训练,以达到治疗的目的。文娱训练具有改善心理功能、改善认知状态、转移注意力以及减轻疼痛、提高交流技巧、提高生活质量、改善手-眼协调性及手的灵活性、改善肌耐力等作用,是精神疾病康复治疗中最常使用的训练方法。

附录　精神疾病康复常用作业疗法训练操作方法

一、生活技能训练

为了使患者恢复原有的生活技能,适应家庭与社会环境,需要开展生活技能训练。生活技能训练包括下列几方面内容:①督促生活懒散的患者晨起后洗脸、刷牙、漱口,饭前便后洗手。②不随地吐痰,保持个人卫生,及时梳理头发,整理衣冠,男性患者要督促其刮胡子。③每周洗澡,及时更换衣裤、床单、被套、枕套,按时修剪指甲,每天晚上睡前洗脚。④按照气候、季节的变化更换衣服,按照不同的场合选择衣服。⑤做一些力所能及的劳动,如打扫院子及室内卫生。⑥帮助患者建立良好的生活习惯,如有规律地起床、睡眠、进餐等。⑦学会利用公共设施,如打电话、乘公交车等。⑧掌握一些基本的社交礼仪,如见面打招呼等。⑨帮助患者学会合理理财,简单的炊事作业等,目的是使患者得到快乐,享受生活。

(一)操作流程

1.训练者　康复治疗师(或护士)1名。

2.训练形式　以小组形式进行。

3.入组标准　生活自理能力差,不能保持个人卫生及周围的环境卫生,且不具备简单的生活技能的患者。

4.排除标准　有严重躯体疾病的患者;无法进行有效沟通的患者。

5.训练方式　共9项训练内容,每组5～6人,每周3次小组活动,前2次内容为学习,第3次为强化练习,每次40min左右。

6.材料准备　针对每次的训练内容准备所需的不同材料。

7.训练程序　明确本次训练的目的、操作步骤、课后作业。

8.注意及其他　可提前告知组员下次课程的学习内容,以便组员有所准备。

(二)课程部分

根据生活自理能力训练的内容,我们将具体的训练分为十课来讲述、学习与训练,其中每一节课都包括课程目的、训练程序和课后作业三部分。

第一课 · 小组活动介绍

(一)本节课的目的

1.解释生活技能小组的含义。

2.介绍小组的活动内容及具体的训练方式。

3.鼓励患者积极参加生活技能小组,同时了解自身在生活技能上的不足。

(二)训练程序

1. 相关知识讲解(5min)

(1)什么是生活技能小组:因为疾病造成了大家不同程度的功能缺损,以至于不能很好地自理生活,生活自理小组是让大家具备最基本的生活自理能力及日常生活中常用的简单的技能。

(2)训练内容及方式:训练内容包括洗漱、洗衣服、整理内务、理财(安全存放金钱、制订消费计划、利用银行服务)、利用公共设施(看站牌、乘坐交通工具)、基本的社交礼仪(见面打招呼、交流技巧)、求助(求助电话、部门、人员)、基本的电话礼仪(接打电话的礼仪)、合理着装等9项内容。训练方式为每周3次小组活动,前2次内容为学习,第3次为强化练习,每次40min左右。

(3)小组规则:准时参加;积极,有热情地参与到互动活动中来;多实践。

2. 实地操作练习(30min)

(1)准备:白纸、笔。

(2)操作:①组员做自我评价,谈谈关于生活技能的常见问题和注意事项,记录下来并进行讨论;②谈谈对参加小组活动的理解,阐述活动的意义,记录下来并进行讨论。

(三)课堂作业(5min)

谈一谈自己对第一次参加小组活动的感想。

第二课　洗漱

(一)本节课的目的

1. 了解洗漱的相关知识。

2. 掌握洗漱的基本方法。

3. 实地操作。

(二)训练程序

1. 相关知识讲解(5min)

(1)刷牙:①选择牙刷的标准。原则是要有较好的清洁牙菌斑的能力,同时还要不伤害我们的牙齿。因此,牙刷要选用刷头较小且刷毛较软的,同时牙刷的刷柄最好选择"～"形的,这样可以刷到比较靠后的地方,特别是最后一颗牙的远中面。②刷牙方式。建议实施"三三制",即三餐后3min及时刷牙3min左右,这样有助于口腔保健。正确的刷牙方法是,顺着牙缝上下移动,先外后内,再刷净咬合面,最后轻刷舌面2～3次,帮助去除口腔异味。③牙刷应当定时更换(3个月之内换一次)。

(2)洗脸:①用温水洗脸,这样不刺激皮肤;②可以适当地使用香皂或洗面奶之类的产品,以便更彻底地清洁皮肤,去除油脂、细菌等。

(3)注意个人卫生的整洁与保持:①定期刮胡子、剪指甲;②定期洗澡,更换衣服;③晚上睡觉前要洗脚;④注意讲究卫生,如饭前便后要洗手,吃水果要洗净等;⑤仪容仪表的整洁与保持。

2. 实地操作练习(30min)

(1)准备:牙刷、牙膏、杯子、洗脸毛巾、洗面奶或香皂。

(2)操作:工作人员示范讲解,然后小组成员逐个演示。

3. 课程小结(5min)

(1)总结当天所学内容。

(2)强调重要的理论知识和操作要领。

(3)总结患者操作中存在的问题及提出改正建议。

(三)课后作业

1. 在生活中保持洗漱的习惯。

2. 练习正确的洗漱方法。

第三课　洗衣服

(一)本节课的目的

1. 了解洗衣的相关知识。

2. 掌握洗衣的基本方法。

3. 实地操作。

(二)训练程序

1. 相关知识讲解(5min)

(1)用适量的温水让洗衣粉充分溶解。

(2 将衣服浸泡在水内 20～30min(褪色的衣眼要分开浸泡,将衣服先浸泡在浓盐水里可减少衣服褪色,浸泡时间 2～3h)。

(3)洗涤:重点搓易脏的地方,如领口、袖口、胸前等。

(4)洗完后在清水里漂洗干净。

(5)晾晒:大多数衣服可用衣架晾晒,羊毛衫等毛衣类衣服沾水后会变得很重,如果用衣架晾晒会自然下垂,使衣服变形,可将它们装网兜内自然晾干。

(6)注意事项:①新买来的内衣最好用清水洗过后再穿;②内衣最好与其他的衣服分开洗,用专用清洗剂,并在阳光下晾晒;③有的衣服不能用水洗,这时要注意送去干洗,如毛料大衣等。

2. 实地操作练习(30min)

(1)准备:洗衣盆、洗衣粉。

(2)操作:工作人员示范讲解,然后每人洗 1 件自己的衣服。

3. 课程小结(5min)

(1)总结当天所学内容。

(2)强调重要的理论知识和操作要领。

(3)总结患者操作中存在的问题及提出改正建议。

(三)课后作业

1. 在生活中自己洗自己的衣服。

2. 练习正确的洗衣服方法。

第四课　整理内务

(一)本节课的目的

1. 了解整理内务的相关知识。

2. 掌握整理内务的基本方法。

3.实地操作。

(二)训练程序

1.相关知识讲解(5min)

(1)在家庭生活中,患者自己的房间应自己整理。①床单。床单要扯平,并将四周包裹床垫。枕头放在床头,被子放在对面;床底下不放东西。②家庭摆设。家具摆放整齐。尽量将物品放在抽屉里,或者整理箱内;物品分类放置,有固定位置,以便要用时拿取方便,使用后放回原处;食物、药品放在适合储藏的地方,防止变质。③衣柜。将不穿的衣服叠好整齐地放在柜子里,最好将衣服按季节,按内衣、外衣分类存放。

(2)康复者如何套被罩、叠衣服。①套被罩。从被套外面抓住上边的2个角,要抓住不放,然后从里面把抓住的2个角从被套的开口处伸出去,抓住被子上面的两个角。再把被子从被套下面的口往里面搋,全部搋进去后,抖一抖。最后把底下的被角整理好。②叠衣服。以衬衣为例,扣上所有的纽扣,将衬衣正面向下平铺在床上,即背面向上。拎起右袖管,将右侧部分按领口宽度向左侧折叠,袖管部分从肩膀处开始折叠。将衬衣底部拎起,按底线与领口重叠的规则折叠。

2.实地操作练习(30min)

(1)地点:社区活动室,准备被褥、被罩,供康复者操作练习使用。

(2)操作:工作人员示范讲解,然后指定患者操作,其余患者观看学习。

3.课程小结(5min)

(1)总结当天所学内容。

(2)强调重要的理论知识和操作要领。

(3)总结患者操作中存在的问题及提出改正建议。

(三)课后作业

1.在生活中定期整理自己的内务。

2.练习正确的整理内务方法。

第五课　理财

(一)本节课的目的

1.了解理财的相关知识。

2.掌握理财的基本方法。

(二)训练程序

1.相关知识讲解(5min)

(1)什么是个人理财? ①个人理财=人+钱。我们每个人的一生都要与钱打交道。钱是生活必需品,人的衣、食、住、行离不开钱,我们每天都在自觉或不自觉地运用和处理着钱财,这就是个人理财。②个人理财就是对个人(家庭)的财务进行科学的、有计划的、系统的全方位管理,以实现个人财产的合理安排、消费和使用,有效地增值和保值。③简单地讲,个人理财就是处理好自己的钱财。

(2)住院患者的理财要点:①安全存放金钱。住院期间自己保留小额金钱,家属自己的绝大部分零用钱可由工作人员协助管理;在院外学会利用银行服务。②按照基本的生活需要消费,做到量入为出。③能掌握常用货品价格,会根据消费做出财政预算。④懂得如何支配余钱。⑤适当的时候会讨价还价,掌握讨价还价的技巧。

2.实地操作练习(30min)

(1)准备:笔、白纸。

(2)操作:在工作人员帮助下,让患者试做一个自己的理财计划。

3.课程小结(5min)

(1)总结当天所学内容。

(2)强调重要的理论知识和操作要领。

(3)总结患者操作中存在的问题及提出改正建议。

(三)课后作业

1.在生活中保持理财的习惯。

2.练习正确的理财方法。

第六课　　如何乘坐交通工具

(一)本节课的目的

1.了解乘坐交通工具的相关知识。

2.掌握乘坐交通工具的基本方法。

(二)训练程序

1.相关知识讲解(5min)

(1)如何看站牌? ①公交车站牌。认识站牌上箭头所指的含义。掌握到达同一个目的地有几种方法(几种车次)。②地铁站牌。学会看地铁站牌,需要乘坐几号线,在哪换乘更方便等。

(2)乘车:①乘坐公交车。买票时应注意,无人售票车须投币,使用公交卡刷卡须注意刷卡次数,是刷 1 次还是刷 2 次。②乘坐地铁。买票或使用公交卡刷卡(刷 2 次)。

(3)求助:乘公交车时找不到车站或是站牌较模糊时,可以找人求助,问路旁的行人或问交通协管员该坐哪路车;最简便的方法就是直接乘坐出租车,以便节省时间到达目的地。

2.课堂综习(30min)

(1)准备:××市公交及地铁线路图。

(2)操作:患者根据自己的实际情况,熟悉常用公交、地铁线路。

3.课程小结(5min)

(1)总结当天所学内容。

(2)强调重要的理论知识和操作要领。

(3)总结患者操作中存在的问题,提出改正建议。

(三)课后作业

练习正确乘坐交通工具的方法。

第七课　　基本的社交礼仪

(一)本节课的目的

1.了解社交礼仪的相关知识。

2.掌握基本的社交礼仪。

3.角色扮演。

(二)训练程序

1.相关知识讲解(5min)

(1)什么是社交礼仪？现代社交礼仪泛指人们在社会交往活动过程中形成的应共同遵守的行为规范和准则,具体表现为礼节、礼貌、仪式、仪表等。

(2)社区康复患者社交礼仪基本要点:①见面打招呼。每位病友要有见面打招呼的意识,要学会与人交流打招呼常用语:"你好(您好)!""早上好!""睡得好吗?""最近工作忙吗?""今天天气真好呀!"②交流。两人谈话时应注意要尊称对方,如"您"或对方的名字或是叔叔、阿姨等一些称呼用语;和别人谈话时要有目光或眼神的交流,不能东张西望,否则有不尊重对方的嫌疑;说话时要注意语气、说话方式,有时需要婉转一些,太直接了容易伤害对方;别人在说话的时候,不能贸然打断;谈话时要有适当的距离,不要太近或太远。

2.角色扮演(30min)

(1)准备:设定5～6个社交场景(如清晨的第一次相遇)。

(2)操作:患者分为2人1组,选定各自的社交场景,练习打招呼及相互交流。

3.课程小结(5min)

(1)总结当天所学内容。

(2)强调重要的理论知识和操作要领。

(3)总结患者操作中存在的问题及提出改正建议。

(三)课后作业

回家后,在1周时间内,至少要与10个人主动打招呼,并有对方签名(每人发1张纸,写上"如此人与您主动打招呼,请您在此签个名字,谢谢",工作人员签上名字)。

第八课　如何求助

(一)本节课的目的

1.了解求助的常用知识。

2.角色扮演。

(二)训练程序

1.相关知识讲解(5min)

(1)掌握紧急求救电话:120、999(救护)、110(匪警)、119(火警)、122(交通事故台)、114(查号台)。

(2)遇到突发事件时的处理方法:了解在什么样的情况下应打哪个求救电话,如着火、生病或家里煤气漏气应打哪种求救电话。如遇到紧急情况须打求救电话时,自己一定要保持冷静,说话时要保持口齿清晰,并要告诉对方自己目前所在的详细地址、所发生的情况等。

2.角色扮演(30min)

(1)准备:设定5～6个场景(如家里着火了,如何求救)。

(2)操作:指定患者选择任一场景,模拟求助实况,其他患者予以补充、讨论。

3.课程小结(5min)

(1)总结当天所学内容。

(2)强调重要的理论知识和操作要领。

(3)总结患者操作中存在的问题及提出改正建议。

（三）课后作业

用家里电话给社区医生打个电话，汇报自己最近的病情。

第九课　基本的电话礼仪

（一）本节课的目的

1. 了解打电话的基本礼仪。

2. 学会手机、微信、钉钉等现代交流工具的使用方法。

3. 实地操作。

（二）训练程序

1. 相关知识讲解（5min）

（1）打电话基本礼仪：①接听及时，最好在电话铃响三声内接听，如铃声响了很长时间才拿起听筒，在接听后出于礼貌要先向对方表达歉意，"抱歉，让您久等了"；②拿起听筒后要自报家门，并向对方问好；③礼貌应答；④通话时语气要友好、谦虚、恭敬；⑤通话终止时，打电话的先说再见，接电话的后挂断，否则让人误认为有种不耐烦的感觉。

（2）手机、微信、钉钉等的使用方法。

2. 实地操作练习（30min）

（1）准备：电话机1台，可以不连电话线。

（2）操作：工作人员示范讲解，然后患者轮流用电话机进行操作，以模拟的形式给站在另外一端的社区医生打电话。

3. 课程小结（5min）

（1）总结当天所学内容。

（2）强调重要的理论知识和操作要领。

（3）总结患者操作中存在的问题及提出改正建议。

（三）课后作业

用家里电话操作，每人给亲戚、同学、朋友打个问候电话，自己记录打电话的过程及内容。

第十课　合理着装

（一）本节课的目的

1. 学习合理着装的相关知识。

2. 角色扮演。

（二）训练程序

1. 相关知识讲解（5min）

着装应掌握 TPO 原则，即着装要考虑时间（time，T）、地点（place，P）、场合（occasion，O）。

总的来说，着装要规范、得体。TPO 原则是有关服饰礼仪的基本原则之一，它要求人们在选择服装、考虑具体款式时，首先应当兼顾时间、地点、场合，力求使自己的服装及具体款式与着装的时间、地点、场合协调一致，较为和谐般配。

（1）时间：从时间上讲，一年有春、夏、秋、冬四季的交替，一天有 24h 变化，显而易见，在不同的时间里，着装的类别、式样应有所变化。如冬天要穿保暖、御寒的冬装；夏天要穿通气、吸汗、凉爽的夏装。白天穿的衣服需要面对他人，应当合身、严谨；晚上穿的衣服不为外人所见，应当宽大、随意等。

（2）地点：从地点上讲，置身在室内或者室外，驻足于闹市或乡村，停留在国内或国外，身处单位或家中，在这些不同的地点，着装的款式理当有所不同，切不可"以不变应万变"。例如，穿泳装出现在海滨、浴场，是人们司空见惯的，但若是穿着它去上班、逛街，则会令人哗然；在中国，一位少女只要愿意，随时可以穿小背心、超短裙，但她若是以这身行头出现在着装保守的阿拉伯国家，就显得有些不尊重当地人了。

（3）场合：你的穿着打扮必须考虑是什么季节、是否特定的时间，比如说工作时间、娱乐时间、社交时间等。工作场合需要穿工作装，社交场合要穿正装。还有就是要考虑到你的目的性，比如为了表达自己悲伤的心情，可以穿着深色、灰色的衣服。一个人身着款式庄重的服装前去应聘新职、洽谈生意，说明他郑重其事、渴望成功。而在这类场合，若选择暴露性感的服装，则表示自视甚高，对求职、生意的重视，远远不及对其本人的重视。

"云想衣裳花想容"，相对于偏于稳重单调的男士服装，女士们的服装则亮丽丰富得多。得体的穿着，不仅可以使人显得更加美丽，还可以体现出一个现代文明人良好的修养和独特的品位。

2.角色扮演（30min）

（1）准备：设定5～6个场景（如参加某公司应聘）。

（2）操作：指定患者选择任一场景，描述自己如何着装，其他患者补充、讨论。

3.课程小结（5min）

（1）总结当天所学内容。

（2）强调重要的理论知识和操作要领。

（3）总结患者操作中存在的问题及提出改正建议。

（三）课后作业

在生活中练习合理着装。

二、自主服药技能训练

（一）操作流程

1.服药技能训练的原则

（1）早期介入。

（2）鼓励自主。

（3）循序渐进。

（4）执行统一。

（5）相信患者。

2.训练前准备

（1）评估患者对服药的认识。

（2）了解参加训练的患者病情。

（3）向患者介绍服药技能训练计划。

（4）分级制的要求,升、降级的准则。

3.训练形式

（1）服药依从性训练：采用小组的方式,再辅以个别辅导。每周2次,每次30～40min,共持续2周,获得有关抗精神病药物的知识。

（2）服药习惯训练：学会正确的自我药物管理。

(二)课程部分

服药技能训练课程的主要内容包括：为什么急性期、恢复期和维持期都需要药物治疗；按时服药的重要性；服药时的注意事项；常见药物不良反应的识别、处理及求助。

按照患者自主服药的不同程度，将服药技能训练分为五级，从第一级到第五级，患者由护士严密督促协助服药到完全能够自己保管药物、自主服药。其中详细的阶段划分如下：

第一级：认识药物的性状和剂量。药物由患者家属管理，家属摆好药物后让患者服药。每次服药时由家属告诉患者药物的剂量、性状（2 周时间）。

第二级：养成按时服药的习惯。药物由患者家属管理，家属摆好药物后，患者按指定的时间服药（2 周时间）。

第三级：学会药物的自我管理。药物由患者家属管理，患者在家属帮助下摆药，并按指定的时间在家属面前服药（4 周时间）。

第四级：学会药物的自我管理（日间）。药物存放在病房内的家庭药柜内，患者定时取药、服药，无须在家属面前服药。

第五级：学会药物完全自我管理。患者自行定时服药，无须家属督促。如服药过程或精神状态出现问题，患者会被降回第三级。

在每一级训练前根据患者需掌握的知识、技能和相关注意事项依次分为五课讲述。

第十一课　第一级患者适用

具体操作如下：

1. 药物由家属保管，存放在家庭药柜内。

2. 家属负责为患者准备所服药物。

3. 每次服药时向患者介绍所服药物的名称、性状、剂量。

第十二课　第二级患者适用

（一）具体操作

1. 药物由家属保管，存放在家庭药柜内。

2. 家属负责为患者准备所服药物。

3. 家属根据患者服药情况填写服药技能记录卡。

（二）评级准则

通过第一级训练要求的患者可升至第二级，即患者能连续 1 周准确认出每次所服药物的名称、性状和剂量，且没有拒服的行为，病情稳定。

第十三课　第三级患者适用

（一）具体操作

（1）药物由家属保管，存放在家庭药柜内。

（2）患者自行准备所服三餐药物，由家属查对。

（3）家属遵医嘱帮助患者规定服药时间，患者按时服药。

（4）家属根据患者服药情况填写服药技能记录卡。

（二）评级准则

通过第二级训练要求的患者可升至第三级，即患者在第二级训练过程中1个月内没有出现3次及以上无原因不能按时服药且没有拒服药物的行为，病情稳定。

（三）监察制度

药物由家属保管，并由家属直接检查和督导患者能否建立一个良好的服药习惯（即没有逾时服药或忘记服药、取药错误、漏服某些药物等）。

为了方便记录患者的服药行为，每名患者均有1张服药技能记录卡（表5-1）。当家属观察到患者在服药时出现问题，便会及时在表上做记录。

若患者在训练过程中在服药技能记录卡上1个月内有3次及以上未能按时服药或取错药的记录，返回上一级。

表 5-1　服药技能记录卡

姓名_____　　训练开始日期_____
训练阶段：第一级第____周　　第二级第____周　　第三级第____周　　第四级第____周　天数
训练情况　第一天　第二天　第三天　第四天　第五天　第六天　第七天
服药　早
　　　中
　　　晚
摆药
填表说明：√准时且剂量正确　×不准时、需提醒　○取错药/无药

注：第一级、第二级患者不需要填写摆药情况

第十四课　第四级患者适用

（一）具体操作

1.进入第四级的患者，需要开始学习自行保管药物。

2.药物存放在患者自己的专用药柜内。柜门外贴上《完成服药颜色卡》，每次自行取服药物，服药后自行放回原位，并把《完成服药颜色卡》翻转，以示其已完成自行服药。

3.由家属为患者规定服药时间，患者按时到药柜处服药。

（二）评级准则

通过第三级训练要求的患者可升至第四级，即没有3次及以上未能按时服药或取错药的情况记录，以及没有拒服药的行为，病情稳定。

（三）监察制度

1.家属每日定时检查药柜上的《完成服药颜色卡》，查看是否有患者忘记服药，如果有，予以提醒，要求患者补服药物；如果没有，提醒患者将颜色卡翻转，并做详细记录。若患者经常称已服药又忘记翻牌，家属要注意时时抽检药品，以确定患者是漏服还是忘记翻牌。

2.如发现患者在适应上有困难或欠缺自信，家属需给予相应的帮助及督导。因不易准确、实时观察患者的一系列服药行为是否符合要求，所以药物清点只以患者余下的药物数量是否准确作为评估准则。

3.药物清点按以下标准进行，持续3次药物清点中（每周1次），药量的误差在2日以内，而该名患者又能维持良好的服药习惯。

第十五课　第五级患者适用

（一）具体操作

1.患者可自己规定合适的服药时间，并于指定时间前后 30min 内服药；如需更改服药时间，可与家属协商，重新制订一个服药时间。

2.若发现患者将药物随处摆放或丢弃药物等，家属要及时将药物收回，并降回第三级。

（二）评级准则

通过第四级训练要求的患者可升至第五级，即在持续 3 次药物清点中（每周 1 次），药量的误差在 2 日以内，以及没有拒服药物的行为，病情稳定。

（三）监察制度

1.为了鼓励患者培养自行按时服药的习惯，减少对家属的依赖，家属不会直接监察患者的服药情况，但会随机地以间接的方法观察，在患者自定的服药时间观察患者是否主动服药。

2.患者须接受家属每周清点 1 次药物。

3.若药量的差距在 1 日以内（以差距最多的一种药物为准），则患者可继续制订服药计划，维持 1 周 2 次的药物清点。

4.药量的误差在 1 日以上至 2 日以内，会对其服药行为进行重点观察，点药周期改为每 3 日 1 次。若在随后 2 次的药物清点过程中发现药量的误差仍维持在 1 日以上至 2 日以内，则该名患者被降回第四级别；若药量的误差在 1 日以内，则继续每周清点药物 1 次，以重新对其评估；若药量的误差在 2 日以上，则患者被降回第三级别的服药行列；即使患者能通过家属的定期药物清查，维持药量误差在 1 日以内，但只要家属有理由评估患者有发病的可能或服药可能出现问题，则视情况将其药物清点周期缩短至 3 日 1 次，甚至将其降至第三级别服药。

（四）自主服药技能训练的相关知识

1.遵医嘱服药，可以减少疾病复发，达到最佳治疗效果，血药浓度稳定，减少不良反应。

2.参加服药技能训练，我们可以学到：药物常见不良反应的识别；常见不良反应的应对方法；如何正确处理治疗和不良反应之间的关系；养成按时、按量服药的良好习惯，为出院后自己服药做准备。

3.什么样的患者适合参加服药技能训练：愿意接受药物治疗；愿意接受服药训练。

4.如何才能取得理想的训练效果：准时参加训练；按阶段要求完成所有训练项目；学习细节步骤、反复练习；除了在训练课上学习，课下也要注重实践和总结。

5.服药技能训练的安排：依从性练习是采用小组的方式，每周 2 次，每次 30～40min，共持续 2 周，使患者获得有关服用精神病药物的知识。

6.服药技能训练的原则：早期参与、自我鼓励、循序渐进、执行统一、相信自己。

（五）药物治疗相关细识

1.急性期治疗：有效地控制症状，如幻觉、妄想、精神运动性兴奋、抑郁、焦虑等精神病性症状或情绪症状；减少患者的痛苦，防止自杀或对他人产生的不良影响。

2.恢复期治疗：防止已缓解的症状反复，进一步控制症状、提高疗效；便于医生进一步观察药物治疗效果和不良反应，以做出及时调整；促进患者更好地融入社会。

3.维持期治疗：精神障碍的药物治疗与一些慢性躯体疾病治疗一样，症状控制并不意味着就可以停药。维持治疗的目的主要是为了减少疾病的复发。有证据表明，精神分裂症、双相情感障碍等如果不坚持足够长时间的药物治疗，复发率高达 80% 以上。

精神分裂症的致残率很高,而反复发作是高致残率的重要原因之一;复发减少了,患者的自信就会提升,生活质量也会提高,最终可重新回归社会。

4.服药时注意事项:①在经医生调整药物后,患者应按时按量规范服用。②每日在同一时间服药,习惯成自然,防止漏服药物。另外,按时服药可以使血药浓度比较恒定,一方面提高治疗效果,另一方面可以减少不良反应的发生。③在服药期间禁止饮酒,尽量不饮用刺激性的咖啡、浓茶等。④禁止从事高空作业、开车等工作。⑤妊娠期、哺乳期女性要在医生指导下服药。⑥常见药物不良反应的识别及应对。⑦根据所服药物不同进行个体化的指导。

(六)服药习惯训练

第一级 药物由家属管理,家属摆好药物后指导患者服药,每次服药时由家属告之药物的剂量、性状(2周时间)。家属接受社区工作人员药品相关知识培训。

第二级 药物由家属管理,家属摆好药物后,患者须按指定时间服药(2周时间)。

第三级 药物由家属管理,患者在家属看护下摆药,需按指定的时间在家属面前服药(4周时间)。

第四级 药物存放在患者个人药柜内,定时取药、服药,但无须在家属面前服药。

第五级 药物自行管理,每次服药后签字,家属定期评估、检查服药情况,包括所服用药物的剩余量、服药后的反应等。

三、社交技能训练

精神病患者普遍存在社交技能缺陷。社交技能缺陷的表现为不会主动发起谈话、难以表达自身情感、缺乏解决现实问题的能力等多个方面。社交技能缺陷影响了精神病患者建立和维持社会关系,难以独立生活和就业,严重影响了他们的生活质量和社会功能。

(一)理论基础

1.社交技能的定义 每个人都生活在一定的社会环境中,他的行为也受着社会文化的制约。社交技能是指符合社会规范,得到社会认可的人际行为能力。社交技能包括衣着得体、谈吐得当、合理地表达感受、保持恰当的人际交往距离等内容,还包括能在不同场合做出相应的恰当行为。大多数精神疾病患者不同程度地表现出社交技能缺陷,有的患者是由于开始患病时年龄小,没有学习过社交技能;有的是由于疾病严重或长期住院等原因丧失了这种能力。社交技能缺陷使得许多患者难以建立和维持社会关系、难以成功地扮演社会角色,如在公司里扮演员工的角色、在家庭里扮演配偶的角色等,难以满足自身各种需要。通过提高社交技能,能使患者更多地利用婚姻、友谊、工作等有力的社会支持资源,减少挫折感,降低复发风险。

2.社交学习理论

(1)示范:很多患者很难通过他人的言语反馈来改变自己的行为,但他们却能够在观察小组工作人员的技能示范后改变自己的行为。

(2)强化:在每一项社交技能训练中,工作人员都要从头到尾对学员运用社交技能的行为给予足够的正性强化,同时还要引导小组其他成员也做出正性强化。高强度的正性强化、严格避免贬低或批评,能使学员感觉参加社交技能训练是一段相当愉快,而没有任何顾虑的学习经历。

(3)形成:精神疾病患者在社交技能上取得的进步往往是一点一滴积累起来的。这要求工作人员留意学员行为中那些哪怕是极其微小的、看上去微不足道的改变。对这些微小的改变给予强化,学员就会有进一步的改善。

(4)反复学习:在社交技能训练中,学员在小组中以角色扮演的形式反复练习社交技能,小组结束后,还要以家庭作业的形式练习。小组工作人员的目标是为学员们提供尽可能多的机会进行练习,使他们形成习惯,能在恰当场合运用这些技能。

(5)推广:有效的社交技能训练,要求既能够让学员学会特定的社交技能,又能够在他们的生活中使用这些社交技能。社交技能能否得到推广是社交技能训练的最终检验标准。因此,社交技能训练在设计上就要最大限度地将学员在训练中学到的技能推广到训练之外的情景之中。学员在训练中学习了一种技能,训练结束后要完成家庭作业,在日常环境中练习技能。接下来进行的训练中还要复习家庭作业。工作人员或其他有关人员要鼓励学员在日常生活环境中使用目标技能。偶然出现一些情况时,也可以鼓励学员使用技能。鼓励社交技能的推广是社交技能训练的关键组成部分,要求与学员直接接触的其他人员也参与进来,以保证目标技能出现时能得到强化。

(二)操作流程

1.明确为什么要学习技能

工作人员可以带有倾向性地提问"学习这项技能有什么意义",通过这种方式来引导学员发现为什么要学习新的技能。学员得出了原因之后,下一步最好再提问"不运用某种技能的不利之处"。在某些小组,学员没有能力自己想出为什么要学习技能,工作人员可以直接告诉他们原因。为了检查学员们理解的情况,工作人员要鼓励他们换一种说法来复述原因。这样,正确的理解可以得到强化,错误的解释可以得到纠正。

2.讨论技能步骤

(1)技能步骤需要写下来并张贴在房间里的固定位置,让所有参与的人都能够看到。给学员们分发用大字体印刷的技能的各个步骤(做成学员手册)。以角色扮演的方式示范技能,然后和学员回顾扮演的过程。

(2)小组2名工作人员,一个人演示技能,另一个人做搭挡。在开始角色扮演之前,工作人员先要告诉学员,他将要演示这项技能,而大家的任务是观察工作人员都运用了技能的哪些步骤。

3.进行角色扮演

(1)工作人员的角色扮演结束后,工作人员立即和学员们回顾该技能的每一个步骤,逐个步骤地引导他们说出这个步骤有没有表演出来。在回顾各个步骤之后,要求学员们从总体上评价工作人员进行的交流是否是有效的。

(2)角色扮演开始和结束要有明显的标志。要有专门进行角色扮演的位置,一般是学员围坐一圈,中心是表演区,开始角色扮演时,表演者进入表演区,工作人员说"现在开始角色扮演"。结束的时候,工作人员说"停",表演者离开表演区。这样可以增加角色扮演的戏剧性,吸引那些没有什么兴趣的患者或那些存在认知损害的患者的注意力。

(3)基本技能的角色扮演,要持续至少15s,其他更复杂的技能需要的时间则更长。

4.请学员进行角色扮演

(1)工作人员要说明:希望每一个参与小组的人都有机会练习这项技能。接下来就由一位学员和一位工作人员进行角色扮演。

(2)学员的第一次角色扮演练习,要用工作人员演示过的同一个场景。

(3)要从那些合作的并且技能水平比较高的学员开始进行角色扮演,这样做有利于小组中技能水平比较低的成员在随后的角色扮演中模仿水平较高的成员。

（4）用要求的口气邀请学员参加角色扮演，"我希望你来做角色扮演"，而不要让他们自己主动出来参加，这样能更有效地请到学员。

5.给予肯定的反馈

（1）在学员们进行角色扮演后，总是要马上告诉他们具体什么地方做得好，必须要找到真正的优点。可以由工作人员给予肯定的反馈，也可以是工作人员引导其他学员给予。可以问"你们觉得××使用了这项技能的哪些步骤？"

（2）工作人员要注意保证这一阶段所有的反馈都是积极和肯定的，消极的或纠正的反馈出现后要马上打断。如果某个学员的表现实在太差，工作人员担心其他人找不到值得表扬的地方，可以引导他们注意目光交流、语气、手势等非语言方面。工作人员要避免使用"还可以""还不错"等不是很肯定的评价。

（3）给予肯定反馈的时间是 0.5～2min。

6.给予纠正的反馈

（1）纠正的反馈应该是简短的、非批评性的、中肯的，越是针对具体的行为越好。

（2）由工作人员单独给予纠正的反馈更为合适，因为这样能使学员最大限度地把注意力集中到那些关键点上。

（3）纠正的反馈不需要详细罗列学员的所有问题，而应该集中到技能的 1～2 个最关键点上。

（4）可以这样说："你的角色扮演做得很好，要是……就会更好。"

7.安排同一个学员用同样的场景再进行一次角色扮演

（1）要求学员再次用同一场景进行角色扮演，要根据纠正的反馈做出 1～2 处小的变动。

（2）再次进行角色扮演之前要给予参与者指导。

（3）指导要具体，要限定在 1～2 处最显著，而且是学员最有可能改进的方面。

（4）指导要用提要求的方式（我希望你能这样做……）。

8.给出进一步的反馈

（1）第二次角色扮演后也要给出肯定的和纠正的反馈。

（2）针对进步做肯定的反馈。如果学员没表现出工作人员所希望的进步，也要对别的表现好的方面做出肯定的反馈。

（3）还是要把纠正的反馈限制在 1～2 个方面，点到为止反而效果最好。眼光要放得长远，过多的纠正会使学员失去信心。

9.安排其他学员进行角色扮演并做出反馈

（1）每一次角色扮演、适用于每一个学员的原则都是同样的，针对具体行为的反馈和针对每一次微小进步的充分赞扬。

（2）除了第一个进行角色扮演的学员要求是比较合作、水平比较高的以外，安排其他学员进行角色扮演不要有固定的顺序。

10.布置课后作业并在下一次训练的开始进行复习

（1）社交技能训练成功的关键是要在现实环境中使用技能，所以课后作业很重要，无论怎么强调都不为过。

（2）布置作业的例子："你们已经在小组中通过角色扮演练习过这项技能了，但你们还要在各自日常生活中再试着运用技能，这很重要。下次课要告诉我你们成功地运用了哪些步骤，还有哪些问题和困难。"

作业布置得越清楚、越具体越好,而且要在学员的能力范围之内。

(3)发给学员作业纸,让他们记录作业完成情况,下次开课的时候收回。

11.分享作业

(1)每次训练开始的时候先分享上次的作业。

(2)分享作业时让学员说出他在什么场合使用了什么技能,或者说说自己觉得当时可以使用什么技能但没有用。

(3)如果学员成功地使用了技能,就询问他的目的是否达到了。要指出运用技能的积极结果,这样参与者能感受到使用技能的努力得到了认可。

(4)如果某个学员使用了技能,但却没有取得成功,工作人员可以发起一个简短的讨论,看看在这种场合可不可以用其他的方式来达到目的。

(5)对于没有完成作业的学员,要帮助他们确定什么场合适合使用技能,并在下一次布置作业的时候问他们有没有困难,帮助他们解决困难。

(三)课程部分

具体的社交训练课程旨在训练四项基本技能(倾听、表达积极的感受、提要求、表达不愉快的感受)和会谈技能、有主见的技能、处理矛盾的技能、交友约会的技能、职业技能和维护健康的技能,共设置12课。

工作人员首先需要熟悉理论基础部分的内容并熟练掌握,然后把这些理论应用于此部分的授课过程中。课程的具体持续时间可据实际情况而定。

四项基本社交技能是有效人际交往的基石。这些社交技能包括倾听(还要让对方知道你在倾听)、以明确而有策略的方式向别人提出要求、向他人表达自己的感受(包括正性的和负性的)。对于很多社交场合来说,这些技能都是很重要的,并不仅限于亲密的人际关系。因此,所有参加社交技能训练的患者都能从学习这些基本技能中受益。

这四项社交技能为组员提供了掌握其他更复杂技能所必需的技能,所以称它们是基本技能。例如,要成功掌握诸如妥协和协商、表达不同意见这样更复杂的技能就必须先学会倾听的技能。同样,掌握了提出要求的技能就可以帮助组员学习和提出约会的技能。另外,指导者还可以使用基本技能帮助组员熟悉社交技能训练的方法。

第十六课　倾听

在任何交谈中,让对方知道你在注意听他说话,这非常重要。对方知道你在听就有可能继续和你说。你可以通过一些方法向对方表示你的兴趣。

1.技能步骤

(1)看看对方。

(2)点头,或者说"嗯""对""我知道"等,让对方知道你在听。

(3)向对方重复他所说的话。

2.角色扮演备选场景

(1)听一个人讲他的爱好。

(2)听一个人讲他喜欢的电视节目。

(3)听社区康复指导老师讲社区活动的制度。

(4)听医生讲关于服药的问题。

(5)听朋友讲最近出去玩的事。

3.注意事项

(1)首先是帮助患者明确为什么要学习倾听技能。

(2)由两个人进行角色扮演,一个人说,另一个人按照以上步骤练习技能。

(3)听别人说话时患者经常难以集中注意力,第一次练习这项技能时很重要的一点是要让角色扮演时间短(30s 以内)而简单。

(4)这是工作人员第一次接触学员,要热情地向他们传递积极期望,即期望他们能通过小组的学习实现个人的目标并从中获得乐趣。

(5)这一课的训练目标要简单,让学员不会有太多压力,要让他们在小组中有轻松、舒服的感觉。

(6)以后每次都要在同一时间进行训练,这样做可以强化学员有一个正式治疗的意识,可以减少脱落。还可以和家属协商给予患者一些物质和精神上的奖励。

第十七课　表达积极的感受

当人们遇到一系列困难的时候,他们倾向于只关注自己的问题,而忘记了去注意其他人所做的积极的事情。注意积极的事情有助于增加人的归属感和成就感,而且当一个人知道他某件事做得很好的时候,就更喜欢重复做这件事来取悦别人。

1.技能步骤

(1)看着对方。

(2)准确地告诉他这件事让你很高兴。

(3)告诉他为什么你会高兴。

2.角色扮演备选场景

(1)有人做了一顿饭,你觉得很好吃。

(2)朋友帮你解决了一个问题。

(3)有人把你叫醒了,以便让你准时参加训练。

(4)你去一个地方,家属开车送你。

3.注意事项

有些患者可能会抗议,说做好事的人知道他们是在做好事,所以没有必要再说出来。小组工作人员可以提醒患者,每个人都愿意被别人感谢。

第十八课　提要求

有时候必须让别人做什么或者改变他们的行为,任何人的一生中都会出现这种情况。提要求听起来像是命令唠叨,都会让对方不愿意接受;而用积极的方式提要求,没有那么大压力,才更容易得到满足。当然,也并不能保证对方肯定会满足你的要求,但是记住以下几点会对你有所帮助。

1.技能步骤

(1)看着对方。

(2)准确地说出你希望他做什么。

(3)告诉他你对这件事的感受。

(4)提要求的时候可以说:"我请你＿＿＿＿＿＿＿＿。"

"谢谢您,请您＿＿＿＿＿＿＿＿。"

"这件事对我很重要,请您＿＿＿＿＿＿。"

2.角色扮演备选场景

(1)邀请某人和你一起去吃午饭。

(2)请某人帮你干活或跑个腿。

(3)向社区康复指导老师提出一个问题。

(4)向朋友借 MP3 听。

(5)请身边某人关小收音机的音量。

3.注意事项

这项技能训练不会使高功能的患者觉得枯燥,他们进行这项训练很重要。引导他们说出想提要求但又不知道怎么提的场景,这样进行训练效果更好。

对于低功能的患者来说,建议他们提要求时只说一句话,例如,"谢谢您,请您＿＿＿＿＿＿＿＿＿＿＿。"

要提醒组员,虽然以这样的方式提要求最容易得到满足,但不保证对方一定能答应他们。

第十九课　　表达不愉快的感受

即使人们全力以赴地去让别人满意,但有时候也会把事情做得让人不高兴,甚至生气。和别人一起生活,一起做事自然而然会发生不愉快的事。不愉快的感受有发怒、悲伤、担心、烦恼和焦虑。把感受表达出来有助于避免争执或者出现更糟糕的感受。但表达不愉快的感受时要注意就事论事。

1.技能步骤

(1)看着对方,说话时要冷静而坚决。

(2)准确地说出对方所做的什么事使你不愉快。

(3)告诉他,他这么做你的感受如何。

(4)建议他如何避免以后再发生这种事。

2.角色扮演备选场景

(1)康复的病友在室内吸烟。

(2)你看电视时爸爸换频道。

(3)家属取消周末的见面。

(4)和朋友约好一起吃饭,他迟到了。

3.注意事项

这项训练要求小组成员确定不愉快的感受(技能步骤第 3 项),但不是所有的人都能够做到这一点,一个办法是在第一次教这项技能的课上写出一些不愉快的感受,列成一个表,这个表可以写在一个挂图上,然后把这个挂图放在小组角色扮演时能看到的地方。

四、会谈技能

会谈技能包括以友好的、令人满意的、符合社交习惯的方式发起、维持和结束同他人的会谈。人类是社会动物,轻松而不焦虑的谈话能力对于保持自我的良好感觉和同他人进行交往的感觉都很重要。精神疾病患者通常缺乏充分的会谈技能,部分是由于处理信息的速度缓慢,难以确定感兴趣的主题,结果在社交中经常表现得很糟糕。良好的会谈技能对于建立友谊和其他亲密关系非常重要,对于在工作场所和同事搞好关系也非常重要。对于很多精神疾病患者来说,会谈技能训练的目的既是增加人际交往的频率,也是改善人际交往的质量。良好的会谈技能要求能追踪对方的主题变化和非语言暗示,并做出自然的反应。因此,要达到满意的会谈技能经常需要几个月的训练。对于很多人来说,要想同他人交谈得比较舒服需要大量的训练,但他们也有很多机会同广大的不同的人来练习会谈技能。

第二十课 发起并维持谈话

在很多场合你想和别人谈话。他可能是你不怎么认识的人,也可能是从没遇见过但又想认识的人。有时候人们可能会羞于发起谈话。有时候你希望有更深入的交谈而不只是简单谈几句,你可能希望谈的时间更长些,因为喜欢这个人,或者对所说的事很感兴趣。人们经常不知道如何使谈话继续下去,有时会谈得很不舒服。我们发现,记住一些步骤更容易把这件事做好。

1.技能步骤

(1)选择恰当的时间和地点。

(2)如果你不认识他,先做自我介绍。如果你认识他,就说"你好"等问候的话。

(3)选择你想谈话的主题或者提一个问题。

(4)判断对方是否在听、是否愿意交谈。

(5)继续问你关心的问题,或谈你想谈的话题,或诉说你对某件事的感受。

2.角色扮演备选场景

(1)吃午饭时一个病友和你坐在一起。

(2)和表姐一起看电视,似乎她也喜欢这个节目。

(3)和别人讲你在报纸上读到的一篇文章。

(4)和治疗师谈你喜欢的某家饭馆的一道菜。

3.注意事项

(1)技能步骤中的第1项到第4项要求患者判断发起谈话恰当的时间和地点,谈话的对方是否对交谈感兴趣。因此,工作人员要花时间帮助患者寻找、确定社交暗示线索,这很重要。

(2)患者可能需要在帮助下确定谈话的主题。工作人员可以和学员们确定一系列主题用来发起谈话。

(3)患者可能难以判断在不同场合问什么样的问题是妥当的。工作人员可以用角色扮演的形式来帮助患者找到在不同场合可以问的妥当的问题。例如,将要训练的场景是吃午饭时一个人和你坐在一起,工作人员可以让患者先想出一系列他们觉得妥当的问题,以便在角色扮演时有选择的余地。

(4)工作人员需要区分"一般性"问题和那些更个人的问题。在小组中列举这两种问题的例子将有助于进行区分。

五、有主见的技能

有主见的技能是指能坦率地说出自己的要求、表达自己的感受(尤其是负性感受)、拒绝做自己不愿意做的事。多数人都发现,至少是在某些场合有主见(或者"维护自己的利益")是很有挑战性的,而精神疾病患者这方面的技能比较欠缺。造成这种情况的部分原因可能是想要讨好别人、不想惹麻烦、不知道自己真正想要什么,或者就是不知道怎么说"不"。因此,教授有主见的技能要包括帮助患者认识在特定的社交场合自己要做什么、不希望做什么。

精神疾病患者经常需要通过大量的练习有主见的技能,才能在别人面前轻松地表达自己的意思。患者一般遇到的需要良好的有主见的技能的场合,包括处理和朋友、家属、医生(及其他治疗团队成员)、同事及主管之间的关系。学习有主见的技能,患者经常得益于讨论什么是别人对你的希望或要求,什么不是。不知道什么时候有主见才合适的患者,会受益于对一般社交场合的讨论和从其他学员那里得到的反馈。最后,可能还有必要告诉其他与患者接触的人,如治疗团队成员或者家庭成员,告诉他们患者在训练有主见的技能,以便这些人能理解和配合适当的有主见的社交技能,而不是打消患者的积极性。

第二十一课　拒绝要求

我们不能总是别人要我们做什么我们就做什么,我们可能没时间,可能感觉自己做不来,可能觉得这件事没有道理。但是,如果我们很没有礼貌地拒绝,可能会伤害对方,或者惹恼对方,但如果我们没有明确拒绝或者说得含含糊糊,就可能导致误解,甚至争吵。

1.技能步骤

(1)看着对方,说话时要冷静、态度坚决。

(2)告诉他你不能按照他说的做。用类似的句子:"抱歉,我不能＿＿＿＿＿＿。"

(3)有必要的话给出理由。

2.角色扮演备选场景

(1)社区老师约您下午2点谈话,但您这个时间已经定好要参加培训课程。

(2)你妈妈叫你练书法,但你不喜欢书法。

(3)妈妈叫你帮忙去超市买东西,但是你很累了。

(4)朋友向你借钱,你没有。

(5)你妈妈要你帮忙准备晚饭,但是你想去看一个电视节目。

3.注意事项

(1)培训老师需要提醒患者在有些场合,拒绝一些要求是不合适的,如要求患者遵守安全规定,患者应该听从老师的建议。

(2)也有时候拒绝要求可能会对患者不利,比如拒绝服药或拒绝就医,因为这样做的后果很严重。这个时候鼓励患者使用妥协与协商的技能而不是拒绝要求效果更好。

第二十二课　抱怨

清楚地表达你的意见、礼貌地提出要求能避免很多不愉快的事情发生;但有时候还是会发生不愉快的事情,这时候你需要抱怨,抱怨的同时给出解决建议效果最好。

1.技能步骤

(1)看着对方,说话时要冷静、态度坚决。

(2)说出抱怨,就事论事。

(3)告诉对方可以怎么解决问题。

2.角色扮演备选场景

(1)你睡觉的时候爸爸把你吵醒了。

(2)妈妈做的菜太咸了。

(3)买东西时售货员少找钱了。

(4)你在餐馆点完菜很长时间也没有上菜。

3.注意事项

(1)这项技能要求学员在抱怨之前能确定适合抱怨的场合。工作人员可以在训练前鼓励学员们用头脑风暴的形式想出可能出现的场景,然后针对这些场景进行训练,这样学员们可以事先想想他们打算提出什么样的解决问题的办法。

(2)工作人员要提醒学员们,虽然这是最好的表示抱怨的方法,但并不保证他们建议的解决问题的办法一定被采纳。

六、处理矛盾的技能

解决同他人的矛盾的技能复杂而重要,满意的生活有很多方面要用到这项技能,包括从他人的亲密关系中获得乐趣,以及使工作富有成效。处理矛盾的技能和有主见的技能存在部分重叠,精神疾病患者经常会有处理人际矛盾的困难,这项技能对他们很有帮助。人对矛盾的一般反应包括离开出现矛盾的环境,或者简单地否认存在矛盾。这样的应对方式可以带来暂时的解脱,但矛盾并没有得到解决,从长远来看反而常常会使问题更严重。

教授处理矛盾的技能,很重要的一部分是教患者如何理解他人的观点,如何回应他人的观点,同时也要教他们如何表达自己的观点。让他人知道你明白他的观点,这意味着对他的理解和尊重,这样可以减少双方的愤怒和敌对情绪。积极的倾听技能,如换一种说法重复对方所说的话,对解决矛盾有非常大的帮助,这种技能可以通过经常的练习来掌握。患者会遇到很多存在潜在矛盾的社交场合,这些场合可以作为技能训练的焦点。这些场合一般包括和家属、朋友相处,同医生或者其他治疗团队成员协商治疗决定,在工作场所处理和同事或者领导的矛盾,同住院或宿舍的工作人员打交道等。除了从患者自身处了解情况外,收集经常接触患者的其他人提供的信息,对于了解患者在哪些场合产生矛盾可能有价值。

第二十三课　妥协和协商

人们遇到意见不合的情况,而又想一起做事,这时最好能达成妥协。妥协,即双方达到基本满意,但通常需要放弃一些东西。妥协的目标是达到所有相关的人都能接受的状态。

1.技能步骤

(1)简要地解释你的观点。

(2)听取他人的观点。

(3)重复他人的观点。

(4)建议妥协方案。

2.角色扮演备选场景

(1)你想和朋友去吃火锅,但是他那天不想吃火锅。

(2)你和妈妈一起看电视,你想看演唱会,你妈妈想看电视剧。

(3)全家计划出去玩,爸爸说想去香山,你觉得还不如去颐和园。

(4)你想让爸爸陪你去参观博物馆,但他有别的事。

3.注意事项

不是所有患者都能理解协商和达成妥协的意义。因此,工作人员在角色扮演开始前要花时间解释这些概念,这很重要。可以这样解释,协商的时候,双方都要说明他想要从对方那里得到什么。所有的要求都说出来以后,双方必须重新探讨这些要求,从而达成妥协。通常,达成妥协的时候双方都能满足一些需求。

第二十四课　不同意他人的观点而不争吵

不是我们接触的所有人都会同意我们所有的想法和意见,正像我们不会完全同意别人。不同意他人的观点不一定非得导致不满或者争吵。实际上,如果人人的想法全都一样,生活也会变得很无聊。当你不同意他人的观点的时候,如能记住这几点通常能把事情办得更加顺利。

1.技能步骤

(1)简要说明你的观点。

(2)倾听他人的观点,不要打断。

(3)如果你不同意他的观点,可用结束交谈或者转换话题来表示不同意。

2.角色扮演备选场景

(1)你和爸爸对一部电影的好坏有不同的看法。

(2)你和妈妈对于你穿什么样的衣服好看有不同的看法。

(3)你和家属对于你应不应该去干卖报纸的工作(或做收银员、保洁员等)有不同意见。

(4)关于什么事对于帮你找工作最重要,你和爸爸有不同的意见。

3.注意事项

一定要强调这项技能是用在有不同的观点但不会产生严重后果的场合。在生活中可能出现后果比较严重的场合,如不同意医生关于用药的意见,此时可以使用妥协和协商的技能。还有一些场合,任何形式的意见不同都会招致激烈甚至是暴力的反应,例如你遇到一个症状严重的精神病患者,这时候可能更适合使用离开的办法。

七、交友约会技能

对于大多数人来说,生活质量很重要的一个方面是亲密的人际关系。但是精神疾病患者经常会在与别人建立和维持亲密关系的时候遇到明显的困难。改善人际关系也是很多患者的目标,改善人际关系可以提高他们的生活质量,也可以对他们的病情有积极的影响。因此,很多患者对学习这项技能有很大的兴趣。

交友约会技能要求至少有基本的会谈技能。没有恰当地发起、维持、结束谈话的能力,想要直接发展友谊进行约会简直是不可能的事。会谈技能对于发展和他人的亲密关系很重要,但还有两个领域的技能对于提高亲密关系的质量、长时间维持亲密关系非常关键,即有主见的技能和解决冲突的技能。

第二十五课　邀请

有时候你想邀请别人和你一起做点什么,他可能是你刚刚遇到的人,也可能是你已经认识的人。我们发现,如果你按照下面所列的步骤去邀请别人会更容易。

1.技能步骤

(1)选择合适的邀请对象。

(2)建议他和你一起做点什么。

(3)看他的反应,做出判断。

①如果对方同意,就选择见面的时间、地点,有可能需要和对方协商。

②如果对方表示他没有兴趣,说"没关系"。

2.角色扮演备选场景

(1)邀请朋友参加你的生日聚会。

(2)邀请一个异性朋友(或自己丈夫、妻子)一起去看电影。

(3)邀请一个刚认识的朋友一起去吃饭。

(4)邀请一个刚认识的病友去参加公园的健身活动。

3.注意事项

(1)有些学员在判断邀请合适的对象上有困难。工作人员在开始训练前需要花一些时间,帮助学员找到一些在判断谁是潜在邀请对象上需要考虑的关键因素,例如,学员可以问自己这样的问题:"我和他有多熟?""我希望和他(她)交男女朋友还是一般朋友?""这个人和我约会是不是合适?""我们之间有什么共同点?"

(2)工作人员需要提醒学员,总会有邀请被拒绝的时候。要事先准备好被拒绝的应对办法,想出一些策略来处理可能出现的被拒绝的情况,比如对自己说"保持冷静、不要生气",学员们还可以向朋友或自己信任的人倾诉自己被拒绝的感受。

八、职业技能

多数重性精神疾病患者没有工作,那些有工作的患者一般也会有很多困难。就业率低不代表他们不想找工作,他们很希望能有一份自己可以胜任的正规工作,得到相应的报酬,尤其是希望能和没精神障碍的人一起工作。职业技能包括找到工作、保持工作和处理在工作中出现的问题。

有一系列与工作相关的社交场合需要进行训练。很多学员可以受益于面试的技能训练,尤其是当他想要找工作而没有专门的职业咨询师帮助时。在工作上难免和同事、客户、领导进行交流,这就需要掌握有效的社交技能。这些技能包括我们已经学习的会谈技能、有主见的技能和处理冲突的技能,所以拥有这些技能有助于适应工作环境。但还是有一些与工作有关的比较特殊的社交场合,需要学员训练。

第二十六课　面试

要想找到工作,第一印象很重要,面试给了你这样的机会。我们发现如果面试之前准备一下自己可能被问到的问题,并按照以下几个步骤做,面试会变得更加顺利。

1.技能步骤

(1)和面试者进行目光接触。

(2)自我介绍,语气要自信。

(3)告诉面试你的人,你为什么想干这份工作。

(4)回答任何与工作有关的提问。

(5)表示感谢。

2.角色扮演备选场景

(1)参加超市收银员的面试。

(2)参加餐馆服务员的面试。

(3)参加医院志愿者的面试。

3.注意事项

(1)工作人员在训练开始之前要帮助学员列出一般面试最有可能问的问题。学员可以准备这些问题的答案,如"你以前有没有工作经验?""你有什么能力?"

(2)需要花时间讨论面试中第一印象的重要性。还有必要讨论穿着打扮得体、注意个人卫生的重要性。

(3)需要反复提醒学员保持目光接触、说话镇定自信。

九、维护健康的技能

处理与健康有关问题的技能,包括了解自己的疾病和所服药物、到医疗机构求治的能力。很多人会对医疗机构产生恐惧心理。自己到医疗机构求治要用到几种技能,包括有主见的技能、集体生活技能、解决冲突的技能(如妥协和协商)。不难想象,即使是症状最轻的患者,能做到既了解自己的病情,又能主动到医疗机构求治已经很不容易,更不用说症状严重的患者了。对于精神疾病患者来说,他们的疾病复杂,而且常伴有注意范围狭窄、处理问题缓慢、认知功能紊乱等问题,要做到这几点更是难上加难。

精神疾病患者往往需要在有主见、处理冲突等技能上进行训练。此外,还要让他们了解积极参与维护自身健康的知识。许多患者需要了解精神症状和药物如何改善精神症状方面的知识,同时也需要了解可能出现的其他身体疾病和症状方面的知识。最后,由于患者多少都会有过一些和看病有关的负性经历,很重要的一点就是帮助他们克服恐惧,说出自己的问题。

第二十七课　如何就诊

为了更好地康复和预防复发,要定期去就诊。门诊时间通常很短,需要充分地利用好这段时间。我们发现事先做一些准备,并按照以下几个步骤去做,就能在就诊的时候取得更好的效果。

1.技能步骤

(1)事先列出问题清单。

(2)详细而简要地向医生诉说你的问题。

(3)回答医生所询问的问题。

(4)仔细倾听医生给你的建议。

(5)简单重复以确认自己真正听明白。

2.角色扮演备选场景

(1)你服药1个月了,觉得药物不管用。

(2)医生给你增加了药量,你想知道为什么。

(3)你感觉自己好像有复发迹象。

(4)吃药后你发胖了(或总是很困,不能上学/工作或月经不规律等)。

3.注意事项

(1)工作人员可以发起讨论,就诊前列出问题清单有什么重要意义(避免遗忘、节约时间等)。在某些程度上清单类似于日记,区别在于清单记录关于疾病的内容,包括精神及躯体症状、不良反应、想要询问医生的问题等;而日记里就可包含生活中的任何事情。我们建议用一个本子专门记录就诊前的问题清单,这样就便于保管。当然,已习惯写日记而不愿意写清单,这样也可以,但是要准确,而且为了保证简洁,在就诊前要把最近一段时间所出现的关于疾病的问题摘抄下来。

(2)工作人员应该强调学员理解医生建议的重要性,鼓励学员在不理解的时候多问问题,甚至可以找其他医生去问。

(3)就诊时常提到的问题是关于药物不良反应的问题,关于这方面要注意以下几点:①精确描述不良反应的症状;②询问这些症状是否由于药物引起;③听医生讲解如何解决这些问题。另一个经常问到的问题是调药,并不是所有想调药的想法医生都能够同意,如果不同意,妥协或协商的技能可能是有用的。工作人员最好说明什么情况下可以减药,如医生认为病情稳定而又维持了足够的疗程或有严重的药物不良反应才可以减药。向学员介绍维持药物治疗的时间。首发患者临床治愈后需药物维持 2 年,第一次复发患者治愈后需药物维持 5 年,2 次以上复发患者建议终生服药。本次课假定学员知道自己在吃什么药、为什么吃药,并能初步判断什么是药物不良反应。如果学员做不到这几点则需要另外花时间进行相关知识的教育。

思考题:

1.精神疾病康复常用的心理治疗方法有哪些?

2.精神疾病康复常用的作业疗法有哪些? 如何对一个慢性精神疾病患者开展日常生活活动训练?

第四章

精神疾病基本知识

第一节 精神疾病的病因

精神疾病是指人的大脑功能（运动、感觉、情绪、语言、执行功能）紊乱而出现的精神活动异常，表现为认识、思维、情感、意志、动作行为等精神活动出现持久的明显的异常，除少部分患者继发于器质性疾病，大部分患者不能找到明确的病因，只能靠症状来诊断。

由于社会、经济的发展，以及对精神卫生需求的增加，当前精神病学的服务对象与研究对象已有明显的变化，重点从传统的重性精神障碍（psychosis），如精神分裂症，渐向轻性精神障碍，如神经症性障碍、适应不良行为等转变。同时，服务模式也从封闭式管理转向开放式或半开放式管理转变，而且由于新的精神药物的出现、对康复及预防复发的重视，精神障碍患者的预后已大为改观。

大多数精神疾病病因不明，一般认为与生物、心理、社会因素有关，生物学因素和心理社会因素（即内因与外因）在精神疾病的发生中共同起着决定性的作用，但应注意到两者的作用并非平分秋色，在不同的精神疾病中不同的致病因素起的作用大小不同，而且，许多精神疾病的发生是多种因素共同作用的结果。

由于对人类正常的与异常的精神活动的生物学机制知之尚少，所以对于大多数精神疾病来说，其发病机制尚不甚明了，即使是某些病因已十分明确的疾病，如肝性脑病，过高的血氨为何会产生精神症状，其确切的机制仍有待深入研究。而对于诸多病因尚不大明确的精神疾病，如精神分裂症，其发病机制更是吸引着科学家们多年来不懈地探究。目前，对一些功能性精神病，如精神分裂症、抑郁症等疾病的发病机制有了一些粗浅的认识，如认为精神分裂症的发生与中枢多巴胺受体功能障碍有关，抑郁症的发生与中枢 5-羟色胺受体功能障碍有关等。

第二节 精神疾病分类

一、精神障碍分类的目的和意义

(一)精神障碍分类的目的

疾病分类学的目的是把种类繁多的不同疾病按各自的特点和从属关系，划分为类、种、型，并归成系统。这可加深对疾病之间关系的认识，并可作为进一步探讨各个疾病的基础，为诊断、鉴别诊断、治疗及临床研究提供参照依据。

(二)精神障碍分类的意义

20 世纪中叶以前，精神障碍没有国际公认的分类，各国所采用的诊断体系不一，名词繁多而易混淆,研究无法相互比较,学术成果难以交流。在精神障碍中,诊断标准与分类学原则的制定,对整个学科的发展具有划时代的重大意义,使各国之间与一国各地之间,各种学术流派之间有了相互交流的共同语言。用描述性的或纪实的方法将临床表现与病程基本相同的病例归为一类,将临床表现与病程显著不同的病例划分为不同的类别,有利于制订不同的治疗方案,有助于预测不同的疗效和预后,探索不同的病因。采用统一的诊断标准与分类方案,有助于教学方案与教学计划的制订、科研资料收集的一致性与科研结果及发现的可比性。

(三)精神障碍分类的原则

分类就是按某种规则将事物纳入一种类目系统的方法。对疾病按病因、病理改变进行诊断和分类,是医学各科所遵循的基本原则。但在精神医学实践工作中,只有10%左右的精神障碍病例的病因、病理改变比较明确,而90%左右的病例则病因不明。因此,精神障碍的诊断和分类无法全部贯彻病因病理学分类的原则。从目前情况看,影响最大的精神疾病两大分类系统,世界卫生组织(WHO)的《国际疾病分类第11版(ICD-11)》与美国的《精神障碍诊断与统计手册第5版(DSM-5)》,主要按照症状学分类原则,兼顾可能病因学、病理生理特征进行分类。

1.病因、病理学分类原则　病因、病理学分类与诊断是根据疾病的病因和(或)病理改变建立诊断。同一病因可有不同的症状,如酒精所致精神障碍。此种分类有利于病因治疗。在精神障碍中,散发性病毒性脑炎所致精神障碍、多发性梗死性痴呆、慢性酒精中毒性幻觉症、苯丙酮尿症、XYY综合征可以认为是根据病因学、病理生理学(包括遗传染色体与生化代谢障碍)命名与分类的。应激相关障碍也是按病因或病理生理学原则分类的。

2.症状学分类原则　症状学分类是根据共同症状或综合征建立诊断,症状或综合征发生改变时,临床诊断会作相应改变。同一症状或综合征可有不同病因,病因不同但症状相似时,可得出相同诊断,此种分类有利于对症治疗。

大部分精神障碍虽然可能存在遗传病因和神经生理、神经生化等病理生理改变,但至今确切的病因、病理生理机制仍然不明,只能按临床表现的主要症状或症状群的不同进行分类,如精神分裂症、偏执性精神病、双相障碍、抑郁障碍、注意缺陷综合征、特殊技能发育障碍等,都是以主要症状或症状群进行命名与分类的(表4-1)。同一种症状命名的疾病,可以是生物性的(以生化改变为基础),也可以是心因性或反应性的,或者是药源性的,还有器质性的(如脑动脉硬化)或物质依赖所致的。这种诊断只能反映疾病当时的状态,若主要症状改变,也可能导致诊断的改变;临床表现符合两种或多种疾病的诊断标准时,可以同时给予多种精神障碍的诊断。

表 4-1　病因、病理学分类与症状学分类的比较

	病因、病理学分类	症状学分类
依据	根据病因、病理学建立诊断	根据症状或综合征建立诊断
特点	病因不变,症状可变,诊断不变;同一病因可有不同的症状,类似的症状可能有不同的病因	症状或综合征改变则诊断也变;病因不同但症状相似的不同疾病会得出相同的诊断
亚型	同一病因可有不同综合征,如酒精或药物所致精神障碍	同一症状或综合征可有不同病因,如痴呆综合征
优点	有利于病因治疗	有利于对症治疗

二、常用的精神障碍分类系统

(一)疾病及有关保健问题的国际分类(ICD 系统)

1. ICD-11 的修订、维护及使用   ICD 是 WHO 编写的《疾病及有关保健问题的国际分类》(International Statistica Classification of Diseases and Related Health Problem)英文书名的缩写,简称国际疾病分类。但这并非其最初的名称,在 1890 年巴黎召开的第一次国际死因分类修订会议中,首次提出了国际死因分类法(International list of causes of death,ICD),这才是第一版的 ICD。之后每隔十年左右,ICD 都会得到一次补充和完善。1948 年,WHO 在巴黎举行第 6 届国际疾病和死亡原因分类会议,由 WHO 颁布了《国际疾病分类第 6 版(ICD-6)》,首次包括精神障碍分类。此分类作为卫生信息标准体系的重要构成部分,被越来越多地用于临床研究、医疗结局监测、卫生事业管理以及卫生资源配置等各个方面。

ICD-10 是世界上应用最广泛的版本,其主要功能是解决疾病和死因的统计问题。近年来,精细化管理和医疗付费对 ICD-10 的要求越来越高,鉴于其固有的体系架构的限制,已难以满足日益增长的医疗和管理需求。高速发展的卫生信息化也要求 ICD 与电子信息系统形成良好的交互。随着医学科学的迅速发展,ICD-10 中的部分内容已经不再适用。为了使疾病分类更好地反映医学科学和医学实践的发展,2007 年 WHO 启动了 ICD-11 的修订工作,2012 年 5 月完成基本模型的建立(Alpha Phase),而后进入起草阶段(Beta Drafting),2014 年开始评审修订(Review Phase)。与以往修订及维护方式不同,WHO 首次搭建了基于网络平台面向全球的意见征集和修订评审机制。为使编码查找更为便捷,WHO 将提供多种语言版本的 ICD-11 在线工具(即 ICD-11 beta browser),同时允许 ICD-11 通过网络服务存取到本地软件中。因此,用户可以通过三种方式,即 ICD 纸质版、在线工具和本地软件使用 ICD-11,提供了更便捷、更高效的使用体验。

2. ICD-11 的应用范围   既往应用最广泛的 ICD-10,其作为疾病和死亡的统计分类,主要的适用范围是综合性医院,而对于初级医疗机构和专科医院则不适用。ICD-11 中提出了两个概念,即基础组件(foundation component)和线性组合(linearization)。基础组件是所有 ICD 分类单元的总和,包含了 ICD 的全部内容。由于 ICD 分类单元具有不同的用途属性(分类属性),可以根据使用目的的不同从基础组件中衍生出不同的子集,这称为线性组合。为了满足不同资源配置的初级医疗机构的疾病分类需求,ICD-11 提供了多种线性组合,包括供低资源初级医疗机构(primary care low resources settings,PCL)和中等资源初级医疗机构(primary care intermediate resources settings,PCM)使用的线性组合,简称为 ICD-11-PCL 和 ICD-11-PCM。此外,通过对分类单元的分类属性进行定义可产生适用不同专科的线性组合。因此,与 ICD-10 相比,ICD-11 的结构体系和应用范畴要大得多。

3. ICD-11 主要分类

7A00～7A43	神经发育障碍
7A50～7A53	精神分裂症和其他原发性精神病性障碍
7A60～7A73	心境障碍
7B00～7B05	焦虑与恐惧相关障碍
7B10～7B15	强迫及相关障碍
7B20～7B25	应急相关障碍
7B30～7B36	分离性障碍

7B40～7B42	躯体忧虑障碍
7B50～7B55	喂食及进食障碍
7B60～7B61	排泄障碍
7B70～7D61	物质相关及成瘾障碍
7D70～7D73	冲动控制障碍
7D80～7D81	破坏性行为及品行障碍
7D90～7D92	人格障碍
7E00～7E06	性欲倒错障碍
7E10～7E11	做作性障碍
7E20～7E21	神经认知障碍
7E30	与其他疾病相关的精神和行为障碍

(二)美国精神障碍诊断与统计手册(DSM 系统)

美国精神病学会于 1952 年出版了《精神障碍诊断与统计手册》(*Diagnostic and Statistical Manual of Mental Disorders*,DSM)。第 1 版被称为 DSM-Ⅰ,是在 ICD-6 的基础上进行编写的。1968 年出版了 DSM-Ⅱ,与 ICD-8 基本一致,编码也一致,仅根据美国的情况有少量变更。1980 年出版的 DSM-Ⅲ对前两版有较大的修订,并对每个诊断都定出了一个明确的诊断标准,可以说是在精神障碍诊断史上的重大改革,特别是提出了以临床轴为主的多轴诊断概念,促进了临床医生对患者作为一个整体进行包括躯体状况、个性特征、社会文化背景等在内进行全面考虑。1994 年出版的 DSM-Ⅳ,补充了编码与多轴诊断。目前最新版本为 2013 年出版的 DSM-5。DSM 系统的分类,虽然主要通行于美国,但因其有详细的诊断标准,所以具有巨大的国际影响。

1.DSM-5 诊断的维度方法　　DSM-Ⅳ对疾病进行分类诊断时主要是按照症状学进行分类的,与其不同,DSM-5 是按照疾病的谱系障碍进行分类,对相关障碍进行了新的分组。对 DSM-5 章节结构进行改变主要基于 11 个指标(共享的神经机制、家族特质、遗传风险因素、特定的环境风险因素、生物标记物、气质的前瞻性、情绪或认知过程的异常、症状的相似性、疾病的病程、高的共病和共享的治疗反应)。这些指标作为重要的指南来帮助工作组和工作委员会决定如何将障碍分组,以最大化其有效性和临床实用性。DSM-5 关于精神障碍的重新分组意图使未来的研究能够提高对疾病起源的理解和障碍之间病理生理的共性,以及对未来的研究提供基础。DSM-5 的持续修订将使其成为一个“活文件”,它能够适应未来在神经生物学、遗传学和流行病学方面的发现。

2.多轴系统　　既往 DSM-Ⅳ中的多轴诊断系统一直被广泛应用。多轴诊断是指采用不同层面或维度来进行疾病诊断的一种诊断方式。DSM-Ⅳ中列出 5 个轴。轴Ⅰ:临床障碍可能成为临床注意焦点的其他情况;轴Ⅱ:人格障碍精神发育迟滞;轴Ⅲ:一般医学情况(指精神科以外的各科疾病);轴Ⅳ:心里社会问题和环境问题;轴Ⅴ:全面功能评估。轴Ⅰ用于记录求医主要的精神障碍,除人格障碍和精神发育迟滞,也包括可能成为临床注意焦点的其他情况。轴Ⅱ除记录人格障碍和精神发育迟滞以外,还包括突出的适应不良的人格特征和防御机制,单独列出以免被忽略。轴Ⅲ为一般医学情况,可能与认识和处理患者的精神障碍及其药物治疗有关。轴Ⅳ记录心理社会问题和环境问题,可归纳为 9 点,即:①基本支持集体(家庭)问题;②与社会环境有关的问题;③教育问题;④职业问题;⑤住房问题;⑥经济问题;⑦求医问题;⑧与司法单位有关的问题;⑨其他问题。轴Ⅳ可能影响到精神障碍(轴Ⅰ和轴Ⅱ)的诊断、处理和预后。轴

Ⅴ用于医师对患者的整个功能水平的判断,按整体的功能评估(GAF)量表进行,以百分制评分,最好的功能状况评为100分。轴Ⅳ和轴Ⅴ为特殊的临床科研所设置,便于制订治疗计划和预测转归。

DSM-5舍弃了DSM-Ⅳ的多轴系统,改为非轴性的诊断记录(原轴Ⅰ、Ⅱ和Ⅲ),并对重要的心理和社会背景因素的注解(先前的轴Ⅳ)和残疾评估(先前的轴Ⅴ)进行记录。DSM-5建议停止使用功能大体评定量表(Global Assessment Function,GAF),包括其概念缺乏清晰性(即包括症状、自杀风险和残疾描述)和日常实践中有问题的心理测量。为了提供残疾的整体评估,以及进一步的研究,在DSM-5的第三部分(新出现的量表及模式)包含了WHO残疾评估量表(WHODAS),可在所有的医学和卫生保健领域使用。

3.诊断要素

(1)诊断标准和描述:作为诊断指南的诊断标准,应根据临床判断来使用。每一个章节包含的正文介绍部分,有助于支持诊断。在评估完诊断标准之后,临床工作者应适当考虑障碍的亚型和(或)标注的应用。只有当疾病满足全部诊断标准时,严重程度和病程的标注才能用来描述个体目前的临床表现。而当个体不满足全部诊断标准的时候,临床工作者应考虑症状表现是否符合"其他特定"或"未特定"的诊断标准。在适当的情况下,需要给每一个诊断提供描述性的特征(如自知力的情况良好还是一般)、病程(如部分缓解、全部缓解、复发)和病情严重程度标准(如轻度、中度、重度、极重度)。临床工作者需要根据临床访谈、文字描述、诊断标准和临床判断来最后做出对疾病的诊断。传统上,可以对符合一个以上DSM-5障碍诊断标准的临床表现给出多个诊断。

(2)亚型(subtype)和标注(specify):在诊断标准中会出现"标注是否是"和"标注"的字样,亚型和标注是为了提高特异性。亚型是互相排斥的,各种亚型联合起来构成了完整的某个诊断的现象学。标注并不是互相排斥的,各标注联合起来也不能完全描述某个诊断的现象学,所以可以给予1个以上的标注。标注的作用是有助于对具备共同特征的精神障碍的同质性亚群进行准确划分(如重度抑郁障碍,伴混合特征),并能提供与个体的障碍管理相关的信息,如在睡眠-觉醒障碍中"伴其他躯体共病"的标注。对于指示病程的标注(如部分缓解、完全缓解)可列在诊断之后。严重程度的标注可以指导临床工作者对某个障碍的强度、频率、症状数量、病程或其他严重程度的指标进行评估。

(3)主要诊断:当个体被给予1种以上诊断时,对于住院患者,主要诊断是指经过研究认为是引起个体入院的主要状况。而门诊患者的主要诊断是指个体此次就诊接受门诊医疗服务的主要状况。大多数病例中,主要诊断或就诊原因也是关注或治疗的焦点。主要诊断应首先列出,其余障碍应按照治疗和关注的焦点依顺序列出。当主要诊断或就诊原因是其他躯体疾病所致的精神障碍时,ICD编码规则要求,病因上的躯体疾病应首先列出。在这种情况下,作为主要诊断的躯体疾病所致的精神障碍应列在第二位。

4.DSM-5包含的疾病 DSM-5主要疾病分类如下:

(1)神经发育障碍

(2)精神分裂症谱系其他精神病性障碍

(3)双相及相关障碍

(4)抑郁障碍

(5)焦虑障碍

(6)强迫及相关障碍

(7)创伤及应激相关障碍

(8)分离性障碍

(9)躯体症状及相关障碍

(10)喂食及进食障碍

(11)排泄障碍

(12)睡眠-觉醒障碍

(13)性功能失调

(14)性别烦躁

(15)破坏性、冲动控制及品行障碍

(16)物质相关及成瘾障碍

(17)神经认知障碍

(18)人格障碍

(19)性欲倒错障碍

(20)其他精神障碍

(21)药物所致运动障碍及其他不良反应

(22)可能成为临床关注焦点的其他状况

(三)中国精神障碍分类与诊断标准(CCMD 系统)

《中国精神障碍分类与诊断标准(Chinese Classification and Diagnostic Criteria of Mental Disorders,CCMD)》于 1978 年出版了第 1 版,将各类精神疾病归并为十大类,并进一步划分了各种亚型与亚类。1987 年,中华神经精神科学会成立了中国精神疾病分类方案与诊断标准制定工作委员会,参照国际分类方案,结合我国国情,在尽量保持我国原有疾病诊断名称与分类系统不作大的变动的原则下,于 1989 年通过并公布了我国新的疾病诊断标准与分类方案——CCMD-2。其后经过应用中的检验,考虑到精神医学的进展,1995 年中华精神科学会又颁布了该方案的修订版,即 CCMD-2-R,在本次修订中,主要原则是在保留具有我国特色、特点的精神疾病分类方法的同时,将分类系统向国际疾病分类法逐渐接轨。经过几年来的临床实践,结合国际发展趋势,2001 年 4 月推出了第 3 版(CCMD-3)。CCMD-3 的描述部分参考《ICD-10 临床描述与诊断要点》,诊断标准参考《ICD-10 研究用标准》和美国的《精神障碍诊断与统计手册第 4 版》,同时结合现场测试结果做适当修改。CCMD 系统的分类原则为兼顾症状学分类和病因病理学分类,分类与诊断应继续向病因病理诊断的方向努力,有条件按病因病理分类者应按此分类,如器质性精神障碍等,其他病类目前主要用症状学分类。

CCMD-3 主要分类如下:

0 器质性精神障碍

1 精神活性物质与非成瘾物质所致精神障碍

2 精神分裂症和其他精神病性障碍

4 癔症、应激相关障碍、神经症

5 心理因素相关的生理障碍

6 人格障碍、习惯和冲动控制障碍、性心理障碍

7 精神发育迟滞、童年和少年期心理发育障碍

8 童年和少年期多动障碍、品行障碍、情绪障碍

9 其他精神障碍和心理卫生情况

第三节 精神疾病的症状学

由于对精神疾病病因与发病机制的认识尚有待深入，所以精神疾病主要是根据症状的特点而非病因来进行诊断与分类的。因此，学习正确辨认精神疾病的症状，是做好精神康复工作的第一步。

一、感知障碍

感知觉包括感觉和知觉两个心理过程。感觉（sensation）是大脑对客观刺激作用于感觉器官所产生对事物个别属性的反映，如形状、颜色、大小、重量和气味等。知觉（perception）是在感觉基础上，大脑对事物的各种不同属性进行整合，并结合以往经验而形成的整体印象。如根据桃子的形状、气味、颜色等，结合既往对桃子的认知，在大脑中产生的桃子的印象就是一种知觉。在正常情况下，人们的感觉和知觉是与外界客观事物相一致的。

（一）感觉障碍

感觉减退（hypoesthesia）是对刺激的感受性降低，感觉阈值增高，表现为对外界强烈的刺激产生轻微的感觉体验或完全不能感知（后者称为感觉缺失，anesthesia）。多见于神经系统疾病，精神科多见于抑郁发作、木僵状态、意识障碍和分离（转换）障碍等。

感觉过敏（hyperesthesia）是对刺激的感受性增高，感觉阈值降低，表现为对外界一般强度的刺激产生强烈的感觉体验，如感到阳光特别刺眼、轻柔的音乐特别刺耳、轻微的触摸皮肤感到疼痛难忍等。多见于神经系统疾病，精神科多见于神经症、更年期综合征等。

内感性不适（体感异常，senestopathia）是躯体内部产生的不舒适和难以忍受的异样感觉，如咽喉部堵塞感、胃肠扭转感、腹部气流上涌感等，可继发疑病观念。多见于疑病症、躯体化障碍、精神分裂症和抑郁发作等。

（二）知觉障碍

知觉障碍（disorders of perception）主要包括以下几种：

1. 错觉（illusion）是对客观事物歪曲的知觉。错觉可见于正常人，如在光线暗淡的环境看错物体，在恐惧、紧张和期待等心理状态下产生错听等，但正常人的错觉经过验证后可以认识到自己的错误并加以纠正。病理性错觉常在意识障碍时出现，多表现为错视和错听，并常带恐怖色彩，如患者把输液管看成一条正在吸血的蛇等。多见于器质性精神障碍的谵妄状态。

2. 幻觉（hallucination）是没有现实刺激作用于感觉器官时出现的知觉体验，是一种虚幻的知觉。幻觉是精神科临床上常见且重要的精神病性症状之一。幻觉可以根据其所涉及的感觉器官、来源和产生条件进行不同的分类。

（1）根据所涉及的感觉器官，幻觉可分为幻听、幻视、幻味、幻嗅、幻触和内脏幻觉。

1）幻听（auditory hallucination）：是一种虚幻的听觉，即患者听到了并不存在的声音。幻听是精神科临床最常见的幻觉，患者听到的声音可以是单调的，也可以是复杂的；可以是言语性的，如评论、赞扬、辱骂、斥责或命令等，也可以是非言语性的，如机器轰鸣声、流水声、鸟叫声等。其中，言语性幻听最常见，幻听的声音可以直接与患者对话，也可以是以患者作为第三者听到他人的对话。幻听的内容通常与患者有关且多对患者不利，如对患者的言行评头论足、议论患者的人品、命令患者做一些危险的事情等。因此，患者常为之苦恼和不安，并可产生自言自语、对空骂、拒饮拒食、自杀自伤或伤人毁物等行为。

幻听可见于多种精神障碍,其中评论性幻听、议论性幻听和命令性幻听是精神分裂症的典型症状。

【典型病例】

患者,男,30岁,偏执型精神分裂症。

精神检查时,患者称:"我经常听到许多人在议论我,其中有些人说我是杀人犯、贩毒集团的头子,还有人说我是正义的使者。我在单位上班时,他们在隔壁说,回到家里他们就在我家的院子里说。我到处找也找不到他们,他们就像隐形人一样。我让家属帮我去找,但家里人说没有听到。"

2)幻视(visual hallucination):即患者看到了并不存在的事物。幻视的内容可以是单调的光、色或者片段的形象,也可以是复杂的人物、景象、场面等。意识清晰状态下出现的幻视多见于精神分裂症;意识障碍时的幻视多见于器质性精神障碍的谵妄状态,这些幻视常常形象生动鲜明,且多具有恐怖性质,如看到墙上有壁虎在爬、房间内龙在飞舞等。

3)幻味(gustatory hallucination):患者尝到食物或水中并不存在的某种特殊的怪味道,因而常常拒食拒饮。幻味经常与被害妄想同时存在,如认为食物中的"怪味道"是被人投了毒,多见于精神分裂症。

4)幻嗅(olfactory hallucination):患者闻到环境中并不存在的某种难闻的气味,如腐败的尸体气味、化学物品的烧焦味、浓烈刺鼻的药物气味以及体内发出的怪味等。幻嗅和幻味往往同时出现,并经常与被害妄想结合在一起,多见于精神分裂症。单一出现的幻嗅,多见于颞叶癫痫或颞叶器质性损害。

5)幻触(tactile hallucination):在没有任何刺激时,患者感到皮肤上有某种异常的感觉,如电麻感、虫爬感、针刺感等。幻触可见于精神分裂症或器质性精神障碍。

6)内脏幻觉(visceral hallucination):是患者身体内部某一部位或某一脏器虚幻的知觉体验,如感到骨头里的虫爬感、血管的拉扯感、肠道的扭转感、肺叶的被挤压感等。内脏幻觉常与疑病妄想等伴随出现,多见于精神分裂症和抑郁发作。

(2)根据体验的来源,幻觉可分为真性幻觉和假性幻觉。

1)真性幻觉(genuine hallucination):是来自外部客观空间,通过感觉器官而获得的幻觉。其特点为幻觉内容就像感知外界真实事物一样生动、鲜明,故患者常常述说是亲耳听到或亲眼看到的。患者对幻觉内容深信不疑,并做出相应的情感与行为反应。

2)假性幻觉(pseudo-hallucination):是存在于自己的主观空间内,不通过感觉器官而获得的幻觉。其特点为幻觉内容往往比较模糊、不清晰和不完整,故患者常常描述为没有通过耳朵或眼睛,大脑内就隐约出现了某种声音或影像。虽然此类幻觉与一般知觉不同,但患者往往仍然比较肯定地相信幻觉的内容。

(3)根据产生的条件,幻觉可分为功能性幻觉、反射性幻觉、心因性幻觉和入睡前幻觉。

1)功能性幻觉(functional hallucination):是一种伴随现实刺激而出现的幻觉,即当某种感觉器官处于功能活动状态时出现涉及该器官的幻觉,正常知觉与幻觉并存。临床上常见功能性幻听多见于精神分裂症。

【典型病例】

患者,男,21岁,偏执型精神分裂症。

近半年来,患者出门时经常将耳朵用耳塞堵起来,问其何故,患者回答:"走在街上时,只要听到汽车喇叭响就能同时听到还有一个女的骂我是流氓,这个声音是从汽车喇叭里传出来的。只要喇叭响,她就开始骂我。"

2)反射性幻觉(reflex hallucination):也是一种伴随现实刺激而出现的幻觉,但涉及两个不同的感觉器官,即当某一感官处于功能活动状态时,出现涉及另一感官的幻觉。如听到广播声音的同时就看到播音员的人像站在面前等。多见于精神分裂症。

3)入睡前幻觉(hypnagogic hallucination):是出现在入睡前的幻觉,多为幻视、幻听,与睡梦时的体验相近似。

4)心因性幻觉(psychogenic hallucination):是在强烈心理因素影响下出现的幻觉,幻觉内容与心理因素有密切联系,如看到亡故亲人的影子在房间里走动等。多见于应激相关障碍、分离(转换)障碍等。

3. 感知综合障碍(psychosensory disturbance)指患者对客观事物的整体属性能够正确感知,但对某些个别属性如大小、形状、颜色、距离、空间位置等产生错误的感知。常见感知综合障碍包括:

(1)视物变形症(metamorphose):指患者看到周围的人或物体的形状、大小、体积等方面发生了变化。看到物体的形象比实际增大称为视物显大症(macropoda),如看到家中的宠物猫就像老虎一样大;看到物体的形象比实际缩小称为视物显小症(macropsia),如看到母亲就像小布娃娃。多见于癫痫。

(2)自身感知综合障碍:指患者感到自己身体的某一部分在大小、形状等方面发生了变化。如感到自己的手臂变得特别长,伸手可以抓到空中的飞鸟;有的患者则感到自己的面部发生扭曲,眼睛大小不一致,鼻子像蒜头一样,故反复照镜子。可见于精神分裂症、癫痫等。

(3)时间感知综合障碍:指患者对时间的快慢出现不正确的感知体验。如感到时间凝固了,岁月不再流逝,外界事物停滞不前;或者感到时间在飞逝,似乎身处于"时空隧道"之中,外界事物的变化异乎寻常地快。可见于正常人、情感性精神障碍等。

(4)空间感知综合障碍:指患者对周围事物的距离、空间位置等感知错误,如候车时汽车已驶进站台,而患者仍感觉汽车离自己很远。

(5)非真实感(derealization):又称现实解体,指患者感到周围事物和环境变得不真实,犹如隔了一层窗纱。如感到周围的房屋、树木等像是纸板糊成的,毫无生气;周围人就像没有生命的木偶一样等。可见于抑郁发作、分离性障碍和精神分裂症等。

二、思维障碍

思维是人脑对客观事物间接概括的反映,它可以揭露事物内在的、本质的特征,是人类认识活动的最高形式。思维包括分析、综合、比较、抽象、概括、判断和推理等基本过程。

正常人的思维具有如下特征:①目的性,指思维围绕一定的目的进行,并解决某一问题;②连贯性,指思维过程中的概念前后衔接,相互联系;③逻辑性,指思维过程符合思维逻辑规律,有一定的道理;④实践性,指思维能够通过客观实践的检验。

思维障碍(thinking disorder)是精神科常见症状,临床表现多种多样,可大体分为思维形式障碍和思维内容障碍。

(一)思维形式障碍

思维形式障碍(disorders of the thinking form)主要为思维过程的联想和逻辑障碍。常见的症状如下:

1. 思维奔逸(light of thought)：指思维联想速度加快、数量增多和转换加速。患者表现为特别健谈，说话滔滔不绝，口若悬河，感到脑子特别灵活，就像机器加了"润滑油"一样难以停顿下来。患者说话的语速快，语量多，主题极易随环境而发生改变(随境转移)，也可有音韵联想(音联)或字意联想(意联)。写信或写作文时往往文思敏捷，一挥而就。多见于躁狂发作。

【典型病例】

患者，男，23岁，双相障碍躁狂发作。

患者入院后，见人就打招呼，并自我介绍说："我叫马林，'马'是美国总统'奥巴马'的'马'，'林'是民族英雄'林则徐'的'林'。他们的优良特性在我身上也得到了充分体现，勇敢、聪明……"当医生问其家庭住址时，患者答："南部山区。"随后便唱到："我家住在黄土高坡，大风从坡上刮过，不管是西北风还是东南风，都是我的歌我的歌……"看到一位女医生过来，患者立即上前面带笑容地赞美道："我一看就知道你是一个有福的人，睫毛长长，鼻梁高高，身材细细，皮肤白白……"

2. 思维迟缓(inhibition of thought)：指思维联想速度减慢、数量减少和转换困难。患者表现为语量少，语速慢，语音低和反应迟缓。患者感到脑子就像生锈了的机器一样，变笨了，反应变慢了，思考问题困难了。多见于抑郁发作。

3. 思维贫乏(poverty of thought)：指联想概念与词汇贫乏。患者感到脑子空空荡荡，没有什么思想，表现为寡言少语，谈话时言语内容空洞单调或词穷句短，回答问题简单，严重者对什么问题都回答"不知道"。多见于精神分裂症、脑器质性精神障碍及精神发育迟滞。

4. 思维散漫(looseness of thought)、思维破裂(splitting of thought)、语词杂拌(word salad)：指思维的连贯性障碍，即联想概念之间缺乏必要的联系。思维散漫表现为在交谈时，患者联想松弛，内容散漫，缺乏主题，话题转换缺乏必要的联系，说话东拉西扯，以致别人弄不懂患者要阐述的是什么主题思想。对问话的回答不切题，交流困难。思维散漫多见于精神分裂症及精神发育迟滞。思维破裂表现为患者的言语或书写内容有结构完整的句子，但各句含意互不相关，变成了语句堆积，整段文字内容令人不能理解。严重时，言语支离破碎，句子结构不完整，成了一些不相干字、词的堆积，称为语词杂拌，如当医生问患者姓名时，患者回答"地上的云彩、汽车、水饺、计算机，水中飞飞飞，奥氮平……"多见于精神分裂症。

5. 思维不连贯(incoherence of thought)：表现与语词杂拌类似，但产生背景不同，它是在意识障碍背景下出现的言语支离破碎和杂乱无章状态，多见于谵妄状态。

6. 思维中断(blocking of thought)：指思维联想过程突然发生中断。表现为患者在无意识障碍，又无外界干扰时，言语突然停顿，片刻之后又重新开始，但所谈主题已经转换。多见于精神分裂症。

7. 思维被夺(thought deprivation)、思维插入(thought insertion)：属于思维联想障碍，前者感到自己的思想被某种外力突然抽走，而后者则表现为患者感到有某种不属于自己的思想被强行塞入。两者均不受个人意志所支配，多见于精神分裂症。

8. 强制性思维(forced thinking)：是思维联想的自主性障碍。表现为患者感到脑内涌现大量无现实意义、不属于自己的联想，是被外力强加的。这些联想常常突然出现，突然消失，内容多变。多见于精神分裂症。

9. 病理性赘述(circumstantiality)：指思维联想活动迂回曲折，联想枝节过多。表现为患者对某种事物做不必要的过分详尽的描述，言语啰唆，但最终能够回答出有关问题。如果要求患者简明扼要，患者无法做到。见于癫痫、脑器质性精神障碍及老年性痴呆。

【典型病例】

患者,男,62 岁,癫痫。

当医生问:"你怎么来医院的?"患者答:"我家门口有 K50 路公交车。我出门时碰到了老李,和他打招呼,但他没有看见我。我到车站的时候,老张正好在那里。我问他干什么去,他说要去买菜。正说着 K50 路车来了,我跑着上了车。走了 6 站后到了趵突泉站,我下了车,那里的人真多呀,有好多外地人在那里游玩。我等了 3min,换了 K59 路车。上车后找了一个座位坐下来,过了泉城广场、解放路、历山路、文化东路,在燕子山路南头那个站下了车,老伴扶着我就走来了。"

10. 思维化声(thought hearing):是同时包含思维障碍和感知觉障碍两种成分的一种症状,患者在思考时,同时感到自己的思想在脑子里变成了言语声,自己和他人均能听到。多见于精神分裂症。

11. 语词新作(neologism):是概念的融合、浓缩和无关概念的拼凑。患者自创一些奇特的文字、符号、图形或语言并赋予特殊的意义,他人无法理解。如"♀&♀"表示同性恋;"∞"表示亲密友好;"犭市"代表狼心狗肺。多见于精神分裂症。

12. 象征性思维(symbolic thinking):属于概念转换,患者以无关的具体概念代替某一抽象概念,不经患者本人解释,他人无法理解。如患者经常反穿衣服,表示自己"表里合一、心地坦白"。多见于精神分裂症。

正常人可以有象征性思维,如玫瑰象征爱情、鸽子象征和平等,但正常人的象征性思维是以传统和习惯为基础的,与文化背景相符,人们之间彼此能够理解。

【典型病例】

患者,男,24 岁,偏执型精神分裂症。

患者视力正常,但近来手中总是拿着一副眼镜,见人就向对方晃晃手中的眼镜。患者解释:"我是想警告我周围的人,不要把我当傻子,单位上发生的那些事情,我心里明明白白,就像戴着眼镜一样,一切都看得清清楚楚。"

13. 逻辑倒错性思维(paralogic thinking):以推理缺乏逻辑性为特点,表现为患者推理过程或缺乏前提依据,或因果倒置,令人感到不可理解,离奇古怪。多见于精神分裂症和妄想性障碍等。

【典型病例】

患者,男,24 岁,精神分裂症。

患病后,患者有时吞食自己的粪便。精神检查时,患者解释称:"我们的粪便是很好的有机肥料,它可以使庄稼丰收,丰收后我们把粮食收回来,做成食物,我们吃下去又会变成粪便,这是一个循环。但是,这个循环太繁杂了,需要一年多的时间。为了节省时间,我就把这个循环简化了,食物变成粪便,粪便变成食物,这不很好吗?"

14. 强迫思维(obsessive thinking):指在患者脑中反复出现的某一概念或相同内容的思维,明知不合理和没有必要,但又无法摆脱,常伴有痛苦体验。强迫思维可表现为:①反复出现某想法,如担心被别人传染某种疾病;②总是怀疑自己的言行是否正确、得当(强迫怀疑);③反复回忆做过的事情或说过的话(强迫回忆);④反复出现一些对立的思想(强迫性对立思维),如听到"和平"就不自主地联想到"战争";⑤反复考虑毫无意义的问题(强迫性穷思竭虑),如为什么 2+3=5 等。强迫思维常伴有强迫动作。多见于强迫症,也可见于精神分裂症。

强迫思维与强制性思维不同:前者是自己的思想,往往同一内容的思维反复持续出现,多见于强迫症;后者则是外力强加的不属于自己的思想,内容变化多端,且突然出现、突然消失,多见于精神分裂症。

【典型病例】

患者,女,24 岁,强迫症。

每天晚上睡觉前总感到门窗、天然气没有关好。虽然家属都说已经关好,自己也知道已经关好,虽连续检查多次,但无法摆脱自己的疑虑,仍然放心不下,为此感到非常痛苦。(强迫怀疑)

(二)思维内容障碍

思维内容障碍主要表现为妄想(delusion),它是在病态推理和判断基础上形成的一种病理性的歪曲的信念。其特征包括:①妄想内容与事实不符,缺乏客观现实基础,但患者仍坚信不移;②妄想内容涉及患者本人,且与个人有利害关系;③妄想内容具有个体独特性,是个体的心理现象,并非集体信念;④妄想内容与患者的文化背景和经历有关,且通常有浓厚的时代色彩。

应注意妄想与幻想的区别。幻想是一种超现实的遐想,将不同的元素或是内容组合在一起的思考形式。部分人遇到挫折或难以解决的问题时,往往想入非非,把自己放到想象的世界中,以应付挫折,获得心理上的满足。但幻想通常具有一定目的性,易于纠正。

妄想是精神科临床上常见且重要的精神病性症状之一,可以根据其起源、结构和内容进行分类。

1.根据妄想的起源,可分为原发性妄想和继发性妄想。

(1)原发性妄想(primary delusion):是没有发生基础的妄想,表现为内容不可理解,不能用既往经历、当前处境及其他心理活动等加以解释。原发性妄想是精神分裂症的典型症状,对精神分裂症具有重要诊断价值。

(2)继发性妄想(secondary delusion):是发生在其他病理心理基础上的妄想,或与某种经历、情境等有关的妄想。如在抑郁基础上产生的自罪妄想;因亲人死于某种疾病后过分关注自己身体健康而逐渐产生疑病妄想等。可见于多种精神障碍。

2.按照妄想的结构,可分为系统性妄想和非系统性妄想。

(1)系统性妄想(systematized delusion):是指内容前后相互联系、结构严密的妄想。此类妄想形成过程较漫长,逻辑性较强,与现实具有一定的联系或围绕某一核心思想,如不仔细辨别,往往难以发现。多见于偏执性精神障碍。

(2)非系统性妄想(non-systematized delusion)是一些片段、零散、内容不固定、结构不严密的妄想。此类妄想往往产生较快,缺乏逻辑性,内容明显脱离现实,且易发生变化,甚至自相矛盾。多见于精神分裂症。

3.临床上通常按妄想的主要内容归类,常见有以下几种:

(1)关系妄想(delusion of reference):患者认为周围环境中所发生的与自己无关的事情均与自己有关。如认为周围人的谈话是在议论自己,别人的咳嗽是针对自己的,甚至认为电视上播出的和报纸上登载的内容也与自己有关。多见于精神分裂症。

【典型病例】

患者,男,28 岁,偏执型精神分裂症。

精神检查时,患者描述称:"我一出门就有人指指点点地在说我,刚开始是同事和邻居等一些认识的人,后来马路上不认识的人也开始议论我,说我人品不好,说我工作不认真。他们虽然没有说我的名字,有时也听不清在说什么,但我肯定他们就是在说我。有时他们还故意在我面前吐痰、咳嗽,用特别的眼光看我。近来,电视上也在含沙射影地说我。前天,电视上演一个人利用职务之便贪污被判了刑,这实际上就是在警告我要好好工作。"

(2)被害妄想(delusion of persecution):患者坚信自己被某些人或某组织迫害,如投毒、跟踪、监视、诽谤等。患者受妄想的影响可出现拒食、逃跑、报警、自伤自杀、伤人等行为。主要见于精神分裂症和偏执性精神障碍。

【典型病例】

患者,男,26岁,偏执型精神分裂症。

近半年来,患者不敢在家里吃饭喝水,总是买袋装的食品吃。晚上睡觉时总要反复检查自己的房间,认为有人安装了监控器在监视自己。精神检查时,患者解释称:"我父母和我单位上的人合伙要毒害我,在饭里放了迷幻药,想把我弄成傻瓜或者植物人,所以我只能自己买袋装食品吃。另外,他们还在我的房间里安装了监视器,想监控我的一言一行,所以我得处处小心。"

(3)夸大妄想(grandiose delusion):患者认为自己拥有非凡的才能、智慧、财富、权利、地位等,如称自己是著名的科学家、发明家、歌唱家、明星、大富翁、单位或国家领导人等。可见于躁狂发作、精神分裂症及某些器质性精神病。

【典型病例】

患者,男,24岁,双相障碍躁狂发作。

近半个月来,兴奋话多,吹嘘自己聪明过人。精神检查时,眉飞色舞地说:"别看我只有初中文化,但我比大学生还有本事。我要开一家发明公司,专门发明先进的东西,我发明的电脑要比现在的电脑快千万倍,汽车可以水、陆、空三用,而且不用烧油,直接用核燃料。"

(4)罪恶妄想(delusion of guilt):又称自罪妄想。患者毫无根据地坚信自己犯了严重的错误或罪恶,甚至认为自己罪大恶极、死有余辜,应受严厉惩罚。患者可在此妄想的影响下出现拒食、自杀等行为。多见于抑郁发作,也可见于精神分裂症。

【典型病例】

患者,女,36岁,双相障碍抑郁发作。

近3个月来,患者情绪低落,经常自责。精神检查时,患者说:"我对不起孩子,孩子2岁时发热,我没有带他去医院,是他爸爸带去的。虽然孩子没有事,就是有一点受凉,但说明我不是一个称职的妈妈。还有一次,3岁时他不听话,我打了他屁股,打得挺厉害。我真不该这样,打人犯法,我应该去自首。"

(5)疑病妄想(hypochondriacal delusion):患者毫无根据地坚信自己患了某种严重的躯体疾病或不治之症,因而到处求医,各种详细的检查和反复的医学验证也不能纠正。如认为自己得了艾滋病、癌症、心脏病等,而且将不久于人世。严重时,患者认为"内脏都腐烂了""大脑成了一个空壳""血液干枯了",称为虚无妄想(delusion of negation)。多见于抑郁发作、精神分裂症、更年期及老年期精神障碍。

(6)钟情妄想(delusion of love):患者坚信自己被某异性或许多异性钟情,对方的一言一行都是对自己爱的表达。有时患者会对这种"爱的表达"做出相应的反应而去追求对方,即使遭到对方的严词拒绝,患者仍毫不怀疑而认为对方是在考验自己对爱情的忠诚。多见于精神分裂症。

【典型病例】

患者,女,18 岁,精神分裂症。

患者认为班里有多个男生在追求自己,经常发脾气。精神检查时,患者称:"有那么多男生都在追我,我不知道该和谁谈恋爱,所以很烦。"当医生问如何知道男生喜欢她时,患者答:"有一天放学后,有一个男生朝我笑了一下,还有一个男生是跟在我后面出的教室,虽然他们没有说什么,但肯定是喜欢我。那天,我旁边的一个男生读《简爱》这本书,也说明他喜欢我。"医生问其有何"打算"时,患者答:"有一天,我对其中一个男生说我也喜欢他,谁知他骂我脑子进水了,我想他是在考验我,我会一直等着他的。"

(7)嫉妒妄想(delusion of jealousy):患者无中生有地坚信自己的配偶对自己不忠诚,另有所爱。为此,患者常常翻看配偶的手机短信和通话记录,跟踪和监视配偶的日常活动,检查配偶的衣物等日常生活用品,以寻觅其"婚外情"的证据。多见于精神分裂症、老年痴呆等。

【典型病例】

患者,女,35 岁,偏执型精神分裂症。

近 1 年来,患者坚信丈夫有外遇,认为丈夫与单位里的多名女同事有不正当关系。每当丈夫下班晚几分钟回家,患者就反复追问为什么回家晚了,是不是与别的女人约会了。看到丈夫与女性说话就怀疑他们有不正当关系。有一次,患者偷偷跑到丈夫的办公室,正好有一个女同事和其丈夫在讨论工作,患者不由分说就破口大骂他们在搞婚外情。有时丈夫回到家里,患者就跑上前去闻闻身上有没有香水的气味,检查包里有没有女性的用品等。

(8)非血统妄想(delusion of non-biological parents):患者毫无依据地坚信自己不是父母亲生的,虽经反复解释和证实,仍坚信不移。患者有时认为自己是被抱养或被寄养的,但又说不清从何时、为什么与现在的父母生活在一起。多见于精神分裂症。

【典型病例】

患者,女,20 岁,偏执型精神分裂症。

近半年来,患者坚信现在的父母不是自己的生身父母,反复要求做亲子鉴定。当医生问其为何有此想法和亲生父母在什么地方时,患者称:"我也说不清是怎么回事,可能我和他们长得不像吧。""虽然我不知道亲生父母在什么地方,但他们肯定不是亲的,我要做亲子鉴定证明这一切。"

(9)物理影响妄想(delusion of physical influence):又称被控制感,患者感到自己的思想、情感或意志行为受到某种外界力量的控制而身不由己。如患者经常描述被红外线、电磁波、超声波或某种特殊的先进仪器控制。该症状是精神分裂症的典型症状。

【典型病例】

患者,男,30 岁,偏执型精神分裂症。

近 1 年来,患者感到大脑被人控制了,思维和情感都不是自己的,自己就像一个机器人一样。患者描述称:"我的大脑被外星人用电磁波控制了,他们让我想什么我就得想什么,让我笑我就得笑,让我哭我就得哭,我一点自由也没有。"

(10)内心被揭露感(experience of being revealed):又称被洞悉感。患者感到内心所想的事情虽然没有说出来,也没有用文字书写出来,但被别人都知道了。至于他们通过什么方式知道的,患者则不能描述。该症状是精神分裂症的典型症状。

【典型病例】

患者,女,18 岁,偏执型精神分裂症。

患者为高中三年级学生,虽然临近高考,但自己不敢学习,对此,患者解释说:"我不能学习,因为我心里想的一切都被别人知道了。我如果学习,我做题的思路就被周围同学知道了,他们就会超过我。我现在就像一个透明人一样,所有人都知道我在想什么。"

(二)超价观念

超价观念(overvalued idea)是一种具有强烈情感色彩的错误观念,其发生一般均有一定的事实根据,不十分荒谬离奇,也没有明显的逻辑推理错误。此种观念片面而偏激,可明显地影响患者的行为及其他心理活动。多见于人格障碍和心因性障碍。

超价观念与妄想的区别在于其形成有一定的性格基础与现实基础,伴有强烈的情绪体验,内容比较符合客观实际。

三、注意障碍

注意(attention)是指个体精神活动集中指向一定对象的心理过程。注意可分为主动注意和被动注意两类。主动注意又称为有意注意,是自觉的、有目的的注意;被动注意又称为无意注意,是外界刺激所激发、没有目的的注意。如上课时学生听讲属于主动注意,而有的同学突然把注意力转向教室外的脚步声则为被动注意。前者与意志活动、环境要求及个人的兴趣爱好有关,需要个体作出努力;后者是对外界刺激的定向性反射反应,不需要自身努力。

正常人的注意具有如下特征:①集中性,是指人的心理活动只集中于一定事物上,具有一定范围和广度;②稳定性,指心理活动能够长时间集中于某一客体或活动的特性;③转移性,是指根据新的任务,主动把注意由一个对象转移到另一个对象的现象。常见注意障碍包括以下几种:

1. 注意增强(hyperprosexia)指主动注意的兴奋性增高,表现为过分关注某些事物。如有被害妄想的患者,对周围环境保持高度的警惕,过分地注意别人的一举一动;有疑病妄想的患者则对身体的各种细微变化十分敏感,过分地注意自己的健康状态。多见于偏执型精神分裂症、神经症、更年期抑郁症等。

2. 注意减退(hypoprosexia)指主动及被动注意的兴奋性减弱和注意稳定性降低,表现为注意力难以唤起和维持。多见于神经症、脑器质性精神障碍及意识障碍。

3. 注意涣散(aprosexia)指被动注意兴奋性增强和注意稳定性降低,表现为注意力不集中,容易受到外界的干扰而分心。多见于注意缺陷、多动障碍、神经症和精神分裂症等。

4. 注意狭窄(narrowing of attention)指注意广度和范围的显著缩小,表现为当注意集中于某一事物时,不能再注意与之有关的其他事物。多见于意识障碍、智能障碍等。

5. 注意转移(transference of attention)指注意转换性增强和稳定性降低,表现为主动注意不能持久,很容易受外界环境的影响而使注意对象不断转换。多见于躁狂发作等。

四、记忆障碍

记忆(memory)是既往事物经验在大脑中的重现。记忆是在感知觉和思维基础上建立起来的精神活动,包括识记、保持、再认和回忆三个基本过程。①识记:是事物或经验在脑子里留下痕迹的过程,是一种反复感知的过程;②保持:是识记痕迹保存于大脑免于消失的过程;③再认和回忆:再认是现实刺激与既往痕迹的联系过程,回忆是既往痕迹的重新活跃或复现。识记是记忆痕迹保存的前提,再认和回忆是记忆痕迹的显现过程。

记忆障碍通常涉及记忆过程的各个部分,常见记忆障碍包括以下几种:

1. 记忆增强(hypermnesia)指病理性记忆力增强,表现为患者对病前已经遗忘且不重要的事都能重新回忆起来,甚至包括事件的细节。多见于躁狂发作和偏执状态。

2. 记忆减退(hypomnesia)指记忆各个基本功能的普遍减退。轻者表现为近记忆力减弱,如记不住刚见过人的名字、别人刚告诉的电话号码等。严重时远记忆力也减退,如难以回忆个人的经历等。多见于神经症、脑器质性精神障碍,也可见于正常老年人。

3. 遗忘(amnesia)指记忆痕迹在大脑中的丧失,表现为对既往感知过的事物不能回忆。

根据是否能够恢复,遗忘可分为暂时性遗忘和永久性遗忘,前者指在适宜条件下还可能恢复记忆的遗忘,后者指不经重新学习就不可能恢复记忆的遗忘。根据对事件遗忘的程度,遗忘可分为部分性遗忘和完全性遗忘,前者指仅仅对经历或事件的部分不能回忆,后者指对一段时间内的全部事件或经历完全不能回忆。在临床上,通常按照遗忘与疾病的时间关系分为:

(1)顺行性遗忘(anterograde amnesia):指对紧接着疾病发生以后一段时间内的经历不能回忆。该类遗忘多由意识障碍而导致不能识记引起,如脑挫伤患者不能回忆受伤后一段时间内所发生的事。

(2)逆行性遗忘(retrograde amnesia):指对疾病发生之前一段时间内的经历不能回忆。多见于脑外伤、脑卒中发作后,遗忘时段的长短与外伤的严重程度及意识障碍的持续时间长短有关。

(3)界限性遗忘(circumscribed amnesia):指对某一特定时间段的经历不能回忆。

(4)进行性遗忘(progressive amnesia):指随着疾病的发展,遗忘逐渐加重。主要见于老年性痴呆,患者除有遗忘外,同时还有日益加重的痴呆和淡漠。

4. 虚构(confabulation)指在遗忘的基础上,患者以想象的、未曾亲身经历的事件来填补记忆的缺损。由于虚构患者有严重的记忆障碍,因而虚构的内容自己也不能再记住,所以其叙述的内容常常变化,且容易受暗示的影响。多见于各种原因引起的痴呆及慢性酒精中毒性精神障碍。

5. 错构(paramnesia)指在遗忘的基础上,患者对过去所经历过的事件,在发生的地点、情节,特别是在时间上出现错误的回忆,并坚信不移。多见于各种原因引起的痴呆和酒精中毒性精神障碍。

五、智能障碍

智能(intelligence)是人们获得和运用知识解决实际问题的能力,包括在经验中学习或理解的能力、获得和保持知识的能力、迅速而又成功地对新情境做出反应的能力、运用推理有效地解决问题的能力等。它涉及感知、记忆、注意和思维等一系列认知过程。

临床上常常通过检查患者的一般常识、理解力、判断力、分析概括力、计算力、记忆力等对智力水平进行初步判断。当然,也可以通过智力测验方法获得患者的智商(intelligence quotient,IQ),对其智能水平进行定量评价。

临床上,智能障碍可分为智力发育障碍和痴呆两大类。

1. 智力发育障碍(disorders of intellectual development)是指先天或发育成熟以前(18 岁以前)由于某种原因影响智能发育所造成的智力低下和社会适应困难状态。随着年龄的增长,患者的智力水平可能有所提高,但仍明显低于正常同龄人。影响智能发育的原因包括遗传、感染、中毒、缺氧、脑外伤、内分泌异常等。

2. 痴呆(dementia)指智力发育成熟以后,由于某种原因损害原有智能所造成的智力减退状态。痴呆的发生往往具有脑器质性病变基础,如脑外伤、颅脑感染、脑缺氧、脑血管病变等。临床主要表现为记忆力、计算力、理解力、判断力下降,工作和学习能力下降,后天获得的知识与技能丧失等,严重时甚至生活不能自理。老年性痴呆患者还往往伴有人格改变、情感淡漠、行为幼稚及本能意向亢进等。根据大脑病理变化的性质、所涉及的范围以及智能损害的广度,可分为全面性痴呆、部分性痴呆和假性痴呆。

(1)全面性痴呆:表现为大脑弥散性损害,智能活动的各个方面均受累及,从而影响患者全部的精神活动。常出现人格改变、定向力障碍及自知力缺乏。多见于老年性痴呆和梅毒性痴呆等。

(2)部分性痴呆:大脑的病变只侵犯脑的局部,患者可只产生记忆力减退、理解力削弱或分析综合困难等,但其人格仍保持良好,定向力完整,有一定的自知力,可见于血管性痴呆和脑外伤后痴呆的早期。

(3)假性痴呆:在强烈的精神创伤后,部分患者可产生一种类似痴呆的表现,而大脑组织结构无任何器质性损害。经治疗后,痴呆样表现很容易消失。可见于分离(转换)障碍及应激障碍等。假性痴呆有以下特殊类型:

1)刚塞综合征(Ganser syndrome):又称为心因性假性痴呆,表现为对简单问题给予近似而错误的回答,往往给人以故意或开玩笑的感觉。例如,当问患者牛有几条腿时,患者回答"3条腿",对"2+2=?"的问题,则回答"等于5",表明患者能理解问题的意义,回答内容切题,但不正确。行为方面也可出现类似错误,如将钥匙倒过来开锁等。但对某些复杂问题,患者却往往能正确应付,如上网、下棋、打牌等,一般生活也能自理。

2)童样痴呆(puerilism):以行为幼稚、模仿幼儿的言行为特征,表现为成人患者的言行类似儿童一样,如一位32岁女性患者以幼童讲话的声调称自己才5岁,见了刚工作的护士叫阿姨,见了20多岁的医生叫叔叔。走路时蹦蹦跳跳,并喊着要吃棒棒糖。

六、定向力障碍

定向力(onentation)是指一个人对时间、地点、人物以及自身状态的认识能力。对周围环境的定向力包括:①时间定向,即对当时时间的认识,如年、季、月、日、白天或晚上、上午或下午等;②地点定向,即对所处地点的认识,如城市的名称、身处医院还是家里等;③人物定向,即对周围环境中人物的认识,如周围人的姓名、身份、与患者的关系等。自我定向包括对自己姓名、性别、年龄及职业等状况的认识。

定向力障碍(disorientation)是指对环境或自身状况认识能力的丧失或认识错误。定向力障碍多见于器质性精神病伴意识障碍时,它是意识障碍的一个重要标志。但有定向力障碍者并不一定存在意识障碍,老年痴呆患者可出现定向力障碍,但意识清晰。

精神分裂症患者也可在意识清晰状态下出现定向力障碍,通常表现为双重定向,即对周围环境的时间、地点、人物出现双重体验,其中一种体验是正确的,而另外一种体验则与妄想有关,是妄想性的判断或解释。如一住院患者感到病房既是医院又是看守所,工作人员既是医生又是迫害他的人等。

七、情感障碍

情感(affection)和情绪(emotion)是指个体对客观事物的态度和因之而产生的相应的内心体验。情感和情绪既有区别又有联系,情感主要是指与人的社会性需要相联系的体验,具有稳定性、持久性，不一定有明显的外部表现，如爱与恨等；情绪则主要是指与人的自然性需要相联系的体验，具有情景性、暂时性和明显的外部表现，如喜与怒等。一般来说，情感是在多次情绪体验的基础上形成的，并通过情绪表现出来；反过来，情绪的表现和变化又受已形成的情感的制约。在精神病学中，情感和情绪往往作为同义词使用。

心境(mood)是指一种较微弱而持续的情绪状态，是一段时间内精神活动的基本背景。情感障碍(affective disorder)主要包括：

1. 情感高涨(elation)指正性情感活动的明显增强。表现为不同程度的、与周围环境不相称的病态喜悦，患者自我感觉良好，整日喜笑颜开，谈话时语音高昂，眉飞色舞，表情丰富。由于其高涨的情感与精神活动的其他方面比较协调，且与周围环境保持一定联系，故具有较强感染性，易引起周围人的共鸣。多见于躁狂发作。

2. 欣快(euphoria)是在智能障碍基础上出现的与周围环境不协调的愉快体验。表现为患者自得其乐，似乎十分幸福。但由于智能障碍的影响，表情比较单调刻板，往往会给人以呆傻、愚蠢的感觉。多见于脑器质性精神障碍。

3. 情感低落(depression)是负性情感活动的明显增强。表现为忧愁、苦闷、唉声叹气、暗自落泪等，有时感到前途灰暗，没有希望，严重时可因悲观绝望而出现自杀企图及行为。多见于抑郁发作。

4. 情感淡漠(apathy)是指对外界刺激缺乏相应的情感反应，缺乏内心体验。表现为面部表情呆板，对周围发生的事物漠不关心，即使对与自身有密切利害关系的事情也如此。多见于晚期精神分裂症。

5. 焦虑(anxiety)是指在缺乏相应的客观刺激情况下出现的内心不安状态。表现为患者顾虑重重，紧张恐惧，坐立不安，严重时可表现为搓手顿足，惶惶不可终日，似有大祸临头的感觉，常伴有心悸、出汗、手抖、尿频等自主神经功能紊乱症状。多见于焦虑症。

6. 恐惧(phobia)是指面临某种事物或处境时出现的紧张不安。恐惧可见于正常人，如对危险动物或处境的恐惧等。病态的恐惧是指与现实威胁不相符的恐惧反应，表现为过分害怕，提心吊胆，且常伴有明显的自主神经功能紊乱症状，如心悸、气急、出汗、四肢发抖，甚至大小便失禁等。恐惧往往伴有回避行为。多见于恐惧症。

7. 易激惹(irritability)是情感活动的激惹性增高，表现为极易因一般小事而引起强烈的不愉快情感反应，如暴怒发作。多见于疲劳状态、人格障碍、神经症或妄想性障碍患者等。

8. 情感不稳(emotional instability)是情感活动的稳定性障碍，表现为患者的情感反应极易发生变化，从一个极端波动至另一极端，显得喜怒无常，变化莫测。多见于脑器质性精神障碍。

9. 情感倒错(parathymia)指情感表现与其内心体验或处境明显不协调，甚至截然相反。如某精神分裂症患者在描述自己被人跟踪、投毒等妄想性体验时，却表现出愉快的表情；听到亲人去世时，却放声高歌。多见于精神分裂症。

10. 情感矛盾(affective ambivalence)指患者在同一时间对同一人或事物产生两种截然不同的情感反应，但患者并不感到这两种情感的矛盾和对立，没有痛苦和不安。如患者因怀疑母亲迫害自己而憎恨她，但同时又对她亲近、关心。多见于精神分裂症。

八、意志障碍

意志(volition)是人自觉地确定目标，并根据目标调节自身的行动，克服困难，实现预定目标的心理过程。意志是人类特有的心理现象,是在人类认识世界和改造世界的需要中产生的,也在人类不断深入认识世界和更有效地改造世界的过程中得到发展。意志与认知活动、情感活动及行为紧密联系又相互影响。个体平常表现出来的意志品质是各不相同的。一般把意志品质归纳为自觉性、果断性、自制性和坚持性四个方面。

意志障碍(disorder of volition)主要表现为:

1. 意志增强(hyperbola)指意志活动增多。表现为在病态情感或妄想的支配下,患者持续地坚持某些行为,具有极大的顽固性。例如,有被害妄想的患者反复报警或向有关部门求助;有嫉妒妄想的患者长期对配偶进行跟踪、监视、检查;有夸大妄想的患者夜以继日地从事所谓的发明创造等。多见于偏执型精神分裂症、妄想性障碍和躁狂发作等。

2. 意志减退(hypobulia)指意志活动减少。表现为动机不足,缺乏积极主动性及进取心,对周围一切事物缺乏兴趣,不愿活动,工作学习感到非常吃力,严重时整日呆坐或卧床不起,日常生活也懒于料理。多见于抑郁发作和精神分裂症。

3. 意志缺乏(abulia)指意志活动缺乏。表现为对任何活动都缺乏动机、要求,生活处于被动状态,处处需要别人督促和管理。严重时行为孤僻、退缩,对饮水、进食等本能的要求也没有且常伴有情感淡漠和思维贫乏。多见于精神分裂症、精神发育迟滞及痴呆。

4. 矛盾意向(ambivalence)表现为对同一事物,同时出现两种完全相反的意向,但患者并不感到这两种意向的矛盾和对立,没有痛苦和不安。如患者碰到朋友时,想去握手,却把手缩回来。多见于精神分裂症。

九、动作行为障碍

动作(movement)是指简单的随意和不随意运动,如挥手、点头等。行为(behavior)是一系列动作的有机组合,是为达到一定目的而进行的复杂的随意运动。两者既有区别,又有联系,故往往被联合使用,称为动作行为。人们的动作行为受到动机和目的的制约,并与认知、情感和意志活动保持协调一致。

精神障碍患者由于病理性感知、思维、情感等影响,可以出现不同形式的动作行为障碍(disorder of movement and behavior),主要表现为:

1. 精神运动性兴奋(psychomotor excitement)是指患者的动作行为及言语活动明显增多,包括协调性和不协调性两类。

(1)协调性精神运动性兴奋(coherent psychomotor excitement):表现为患者增多的动作行为及言语与思维、情感、意志等精神活动协调一致,并与环境保持较密切联系。患者的整个精神活动比较协调,行为具有目的性,可以被周围人理解。多见于躁狂发作。

(2)不协调性精神运动兴奋(incoherent psychomotor excitement):表现为患者增多的动作行为及言语与思维、情感、意志等精神活动不相协调,脱离周围现实环境。患者的整个精神活动不相协调,动作行为杂乱无章,缺乏动机及目的,使人难以理解。如紧张性兴奋、青春性兴奋、谵妄时的精神错乱状态等。多见于精神分裂症、谵妄状态。

2. 精神运动性抑制(psychomotor inhibition)指动作行为和言语活动显著减少。主要包括木僵、蜡样屈曲、缄默症和违拗症。

(1)木僵(stupor):指动作行为和言语活动被完全抑制。表现为患者不语、不动、不饮、不食,肌张力增高,面部表情固定,对刺激缺乏反应,经常保持一种固定姿势,甚至大小便潴留。症状较轻者,可表现为少语、少动、表情呆滞,无人时能自动进食,可自行大小便,称为亚木僵状态,可见于精神分裂症、严重抑郁发作、应激障碍、脑器质性精神障碍、严重药物反应等。

(2)蜡样屈曲(waxy flexibility):在木僵的基础上,患者出现肢体任人摆布,即使是极不舒服的姿势,也能较长时间维持不动,形似蜡塑一般,故称为蜡样屈曲。如果患者平躺时将其枕头取走,患者仍能够长时间保持头部抬高的姿势不变,称为"空气枕头"。多见于紧张型精神分裂症。

(3)缄默症(mutism):是言语活动的明显抑制。表现为患者缄默不语,不回答任何问题,有时仅以手示意或者用书写交流。如某精神分裂症患者入院后一直不说话,精神检查时患者仅用书写的方式回答医生的提问。多见于分离(转换)障碍及精神分裂症。

(4)违拗症(negativism):指患者对于他人的要求加以抗拒。可分为主动违拗(activenegativism)和被动违拗(Passive negativism),前者表现为不但拒绝执行他人要求,而且还做出与要求截然相反的行为,如让患者睁眼时,患者把眼睛闭得更紧;后者则表现为对他人的各种要求一概拒绝执行。多见于紧张型精神分裂症。

3. 模仿动作(echopraxia)指患者无目的地模仿别人的动作,如医生动一下头发,患者也跟着动一下自己的头发。常与模仿言语(echolalia)同时存在。多见于精神分裂症。

4. 刻板动作(stereotyped act)指患者机械刻板地反复重复某一单调的动作,如长时间反复地将苹果拿起和放下。常与刻板言语(stereotyped speech)同时出现。多见于精神分裂症、孤独症等。

5. 作态(mannerism)指患者做出古怪的、愚蠢的、幼稚做作的动作、姿势、步态与表情,如做怪相扮鬼脸等。多见于精神分裂症。

6. 强迫动作(compulsion)指患者明知没有必要,却难以克制地去重复做某种动作行为,如果不重复,患者往往焦虑不安,如强迫性洗涤、强迫性检查等。强迫动作多与强迫思维有关。常见于强迫症。

十、意识障碍

在临床医学上,意识(consciousness)是指个体对周围环境、自身状态感知的清晰程度及认识反应能力。大脑皮质和网状上行激活系统的兴奋性对维持意识起着重要作用。

意识障碍(disorder of consciousness)可表现为意识清晰度的降低、意识范围缩小及意识内容的变化。意识清晰度下降时,患者可出现感知觉迟钝、注意力不集中、理解困难、判断能力降低、记忆减退、情感反应迟钝、行为缺乏目的性、定向力障碍等。其中,定向力障碍是判断意识障碍的重要指标。

意识障碍主要见于脑器质性精神障碍、躯体疾病所致精神障碍及中毒所致精神障碍等。常见的意识障碍包括:

1. 嗜睡(drowsiness)指意识清晰度降低较轻微。表现为患者在安静环境中经常昏昏入睡,但给予刺激后可以立即醒转,并能进行简单应答,但停止刺激后患者又进入睡眠状态。

2. 混浊(confusion)指意识清晰度轻度受损。表现为患者反应迟钝、思维缓慢,注意、记忆、理解困难,能回答简单问题,但对复杂问题则表现茫然不知所措。存在时间、地点、人物等周围环境定向障碍。此时吞咽、角膜、对光反射存在,但可出现强握、吸吮等原始反射。

3. 昏睡(sopor)的意识清晰度较混浊更低,表现为患者的周围环境定向力和自我定向力均丧失,没有言语功能。对一般刺激没有反应,只有强刺激才引起防御性反射,如压眶反应。此时,角膜、睫毛等反射减弱,对光反射、吞咽反射迟钝,深反射亢进,病理反射阳性,可出现不自主运动及震颤。

4. 昏迷(coma)指意识完全丧失,以痛觉反应和随意运动消失为特征。表现为对任何刺激均不能引起反应,吞咽、防御,甚至对光反射均消失,并可出现病理反射。

5. 朦胧状态(twilight states)指在意识清晰度降低的同时伴有意识范围缩小。表现为患者在狭窄的意识范围内,可有相对正常的感知觉,以及协调连贯的复杂行为,但除此范围以外的事物却不能进行正确感知。患者表情呆板或茫然,联想困难。仔细精神检查可发现定向力障碍,片段的幻觉、错觉、妄想以及相应的行为。常突然发作与终止,持续数分钟至数小时不等,事后遗忘或部分遗忘。

6. 谵妄状态(delirium states)指患者在意识清晰度降低的同时出现大量的幻觉、错觉,这些幻觉和错觉以形象鲜明的恐怖性幻视和错视为主,如猛兽、毒蛇等。在恐怖性幻视及错视的影响下,患者往往产生紧张和恐惧的情绪反应,出现喊叫、逃跑、双手在空间不停抓摸等不协调性精神运动性兴奋。患者思维不连贯,理解困难,可有片段的妄想。周围定向力障碍,部分患者甚至会丧失自我定向力。

谵妄状态往往夜间加重,具有昼轻夜重的规律。一般持续数小时至数日,意识恢复后可有部分遗忘或全部遗忘。

7. 梦样状态(oneiroid states)指在意识清晰程度降低的同时出现梦样的体验。表现为外表好像清醒,但患者完全沉湎于幻觉、幻想中,就像做梦一样,与外界失去联系。一般持续数日或数月,恢复后对梦样内容能够部分回忆。

前面四种意识障碍是以清晰度降低为特征,后三种意识障碍以意识清晰度降低伴范围缩小或内容变化为特征。

十一、自知力障碍

自知力(insight)又称领悟力或内省力,是指患者对自己精神状态的认识和判断能力。

不同精神疾病自知力的损害程度是不同的。神经症患者的自知力一般保持完整,即患者能够认识到自己的异常精神活动,并为此感到痛苦而积极寻求医疗帮助。重性精神障碍患者的自知力一般是缺乏的,即患者不能认识到自己的病态表现,否认存在精神方面的问题,认为自己的幻觉、妄想等精神病理症状都是客观现实,故往往拒绝就医治疗。

自知力缺乏是重性精神障碍的重要标志,临床上往往将有无自知力及自知力恢复的程度作为判定病情轻重和疾病好转程度的重要指标。自知力完全恢复是精神疾病康复的重要指标之一。

十二、常见精神疾病综合征

虽然精神症状的表现复杂多样,但许多精神症状之间往往具有一定的联系。在临床上,通常将具有一定内在联系、且往往同时出现的一组精神症状称为精神疾病综合征。常见的精神疾病综合征如下:

1. 幻觉妄想综合征(hallucinatory-paranoid syndrome):以幻觉为主,并在幻觉的基础上产生相应的妄想,幻觉和妄想联系紧密,且相互影响。如一患者耳边出现同学议论的声音(幻听)后逐渐怀疑同学对其进行跟踪迫害(妄想)。多见于精神分裂症,也可见于器质性精神障碍和精神活性物质所致精神障碍等。

2. 躁狂综合征(manic syndrome):以情感高涨、思维奔逸和活动增多为特征。主要见于躁狂发作,也可见于器质性精神障碍。另外,某些药物如糖皮质激素、抗抑郁药物等也可引起类似发作。

3.抑郁综合征(depressive syndrome):以情感低落、思维迟缓和活动减少为特征。主要见于抑郁发作,也可见于器质性精神障碍。另外,某些药物如利血平等也可引起类似发作。

4.紧张综合征(catatonic syndrome):最突出的症状是患者全身肌张力增高,包括紧张性木僵和紧张性兴奋两种状态。前者常有违拗症、刻板言语及刻板动作、模仿言语及模仿动作、蜡样屈曲等症状,后者表现为突然爆发的兴奋激动和暴烈行为。紧张性木僵状态可持续数日或数年,可无任何原因地转入兴奋状态。而兴奋状态持续较短暂,发作后往往再次进入木僵状态或缓解。紧张综合征可见于精神分裂症、抑郁发作、急性应激障碍、器质性精神障碍、药物中毒等。

5.遗忘综合征(mnestic syndrome):又称为柯萨可夫综合征(Korsakoff's syndrome),患者无意识障碍,智能相对完好,主要表现为近事记忆障碍、定向力障碍和虚构。多见于酒精中毒性精神障碍、颅脑损伤所致精神障碍、脑肿瘤及其他脑器质性精神障碍。

思考题:

　　1.何谓幻觉? 何谓妄想?

　　2.何谓情感淡漠?

　　3.何谓智力发育障碍? 何谓痴呆?

第五章

神经认知障碍及相关疾病康复

第一节　神经认知障碍概述

神经认知障碍(neurocognitive disorders,NCDs)是一组获得性的,以谵妄、遗忘、痴呆等认知缺陷为主要临床表现的综合征,具有相对明确的病理与病理生理机制,涉及多种脑部和躯体疾病。

常见的神经认知障碍临床综合征有谵妄、遗忘综合征、痴呆等。

一、谵妄

谵妄(delirium)是一组表现为急性、一过性、广泛性的认知障碍,以意识障碍和注意障碍为主要特征。因急性起病、病程短暂、病情发展迅速,故又称为急性脑综合征(acute brain syndrome)。

1.病因及发病机制　导致谵妄的原因很多,可以分为素质性和诱因性。素质因素包括高龄、痴呆、功能性残疾、严重的躯体疾病等。诱因包括感染、水电解质代谢紊乱、药物过量或中毒等。

有关谵妄的发病机制迄今尚不十分清楚,目前有胆碱能假说,认为血浆乙酰胆碱等神经递质合成减少与谵妄的发生密切相关。除了颅内病变外,其他原因引起的谵妄一般只造成脑组织的非特异性改变,如充血、水肿,因而病变是可逆的,预后较好。

2.临床表现　在社区中,谵妄较少见,但在住院患者中,特别是在老年病房、急诊室和重症监护病房中,谵妄却很常见。住院患者的谵妄发生率一般为10%～30%,而在全麻外科手术后,谵妄发生率可高达50%。

谵妄通常急性起病,症状变化大,通常持续数小时或数天,老年患者中持续数月者也并非罕见。典型的谵妄通常10～12天可完全恢复,但有时可达30天以上。

谵妄以注意障碍和意识障碍为临床特征性表现。注意障碍主要表现为定向、聚焦、维持以及变换注意力的能力下降,进而导致患者在对话过程中常停留在先前问题中而不能随着问题的改变而恰当转移注意力,因此问及患者问题时往往被重复,患者也很容易被无关的刺激影响而分神。意识障碍则表现为意识水平下降,对环境甚至有时候是自身定向能力减弱。谵妄常进展较快,其严重程度一天中会有波动,在傍晚和夜晚加重。

谵妄常伴有以下领域的改变:

(1)学习或者记忆障碍(尤其是近期记忆)。

(2)定向障碍,特别是时间、地点定向障碍,严重者可出现人物定向障碍。

(3)知觉障碍,如错觉或者幻觉,特别是视幻觉。

(4)睡眠—觉醒障碍,包括日间困顿、夜间激越、入睡困难以及整夜清醒;部分患者会有昼夜颠倒。

（5）情绪障碍，如焦虑、抑郁、恐惧、易激惹、愤怒、欣快和情感淡漠，但上述情绪状态间会有快速的、不可预测的转换，在夜间或者缺乏外界刺激的情况下，这种紊乱的情绪状态往往会表现为呼喊、尖叫、咒骂、咕哝、呻吟或者制造出其他声音。

3.评估、诊断及鉴别诊断　采集病史时，应询问患者精神状态从何时改变，是否伴有其他症状（如呼吸困难或排尿困难），还应全面回顾用药史（也包括饮酒情况及非处方药/保健品的使用等），了解近期有无药物停用。躯体检查应包括生命体征及心、肺、腹部全面查体，还应重点进行神经系统查体，并根据检查结果选择性地进行实验室及影像学检查。

谵妄可根据典型的临床症状做出诊断，即急性起病、意识障碍、定向障碍、伴波动性认知功能损害等，认知评估可提示有无认知功能的全面紊乱。

需要注意的是，明确诊断后还需要根据病史、体格检查及实验室检查来明确谵妄的病因，如躯体疾病、电解质紊乱、感染、酒精或其他物质依赖等。谵妄需要与痴呆、抑郁及急性精神科综合征进行鉴别。这些综合征常同时发生，患者可同时存在其中多组表现。

4.治疗与预防　谵妄的治疗，首先需要纠正谵妄病因，即针对原发脑器质性疾病或躯体疾病进行积极治疗。还需营造良好的治疗环境（如医院病房应"昼夜分明"：白天光线充足，夜晚黑暗安静）。特别需要注意的是，监测与预防并发症。

若患者存在严重的感知觉紊乱或妄想，且语言安抚无效或行为可能对自身或他人造成危险，则需要药物治疗。

二、遗忘综合征

遗忘综合征（amnestic syndrome）又称柯萨可夫综合征（Korsakoff's syndrome），是由脑器质性病理改变所导致的一种选择性或局灶性认知功能障碍，以近事记忆障碍为主要特征，无意识障碍，智能相对完好。

引起遗忘障碍的常见原因是下丘脑后部和近中线结构的损伤，双侧海马结构受损也可导致遗忘障碍。酒精滥用导致硫胺（维生素 B_1）缺乏是遗忘障碍最常见的病因。其他如心脏停搏所致的缺氧、一氧化碳中毒、心脑血管性疾病、脑炎、第三脑室肿瘤等也可导致遗忘障碍。

遗忘障碍的主要临床表现是严重的记忆障碍，特别是近记忆障碍，但注意力和即刻回忆正常。患者学习新事物很困难，记不住新近发生的事情。在智能检查时，当要求患者立即回忆刚告知的地址或三件物品时问题不大，但 10min 后却难以回忆。另外常有虚构，患者因为近记忆缺损，常编造生动和详细的情节来弥补。其他认知功能和技能则相对保持完好。因此，患者可进行正常对话，显得较理智。

在治疗方面，主要针对病因治疗，如酒精依赖所致者需戒酒，并补充维生素 B_1；如系血管病变或颅内肿瘤所致，则分别治疗原发病。其次，也要制订一些康复训练计划，如强调每天坚持读报、看新闻、训练记忆电话号码等数字，帮助患者康复。

本病已发生大脑局灶性器质性病理改变者，尽管发现与治疗及时，预后仍欠佳。

三、痴呆

痴呆（dementia）是指较严重的、持续的认知障碍，临床上以缓慢出现的智能减退为主要特征伴不同程度的人格改变，但无意识障碍。

1.病因　引起痴呆的病因很多，中枢神经系统变性疾病，如阿尔茨海默病、脑血管病变、颅内占位性病变等,但能有效治疗的病因并不多见。如能及时发现、及早治疗,部分痴呆患者预后较好,10%～15%的患者在针对病因的治疗后可以获得部分程度的改善,包括由内分泌障碍、神经梅毒以及部分颅内占位性病变等所致的痴呆。

2.临床表现　痴呆的发生多缓慢隐匿。记忆减退是必备且早发的症状。早期出现近记忆障碍,学习新事物的能力明显减退,严重者甚至找不到回家的路。随着病情的进一步发展,远记忆也受损,思维缓慢、贫乏、抽象思维丧失,对一般事物的理解力和判断力越来越差,注意力日渐受损,可出现计算困难或者不能,时间、地点和人物定向障碍。

患者可出现人格改变。通常表现兴趣减少、主动性差、社会性退缩,但也可表现为脱抑制行为,如冲动、幼稚行为等。情绪症状包括焦虑、易激惹、抑郁和情绪不稳等,有时表现为情感淡漠,或出现"灾难反应(catastrophic reactions)",即当患者对问题不能作出响应或不能完成相应工作时,可能出现突然放声大哭或愤怒的反应。有些患者会出现坐立不安、漫游、尖叫和不恰当的甚至是攻击性行为。也可出现妄想和幻觉。

患者的社会功能受损,对自己熟悉的工作不能完成。晚期生活不能自理,运动功能逐渐丧失,甚至穿衣、洗澡、进食以及大小便均需他人协助。

3.诊断与鉴别诊断　首先要熟悉病史,包括何时开始发病,是否伴有头痛、步态不稳或大小便失禁,是否有家族史,是否有脑外伤、卒中或酒精及药物滥用等病史。了解患者是否有智能减退和社会功能下降表现。智能检查有助于确定有无意识障碍及全面或局部的认知功能不全。简易精神状态检查(mini mental state examination,MMSE)对认知功能障碍的评定比较全面,且简便易行。

体格检查非常重要。多数颅内疾病(除变性疾病外)所致的痴呆患者往往有神经系统定位体征,可借以明确诊断。

实验室检查有助于明确诊断和鉴别诊断。对怀疑痴呆的患者,需检查血常规,血清钙、磷,血糖,肾、肝和甲状腺功能,血维生素 B_{12} 和叶酸,以及梅毒、艾滋病的血清学筛查。也可按临床需要做神经系统影像检查,以明确病因。

痴呆需与谵妄相鉴别,谵妄与痴呆均表现为记忆及其他认知功能损害,但谵妄往往起病急骤,病程较短,认知障碍会有昼轻夜重的波动,注意和感知障碍较为明显,有意识障碍,而且更多会出现视幻觉、片段的妄想。

4.治疗　首先应及早进行病因治疗;其次,需评估患者认知功能和社会功能损害的程度,以及精神症状、行为问题和患者的家庭与社区资源等。

治疗的原则是提高患者的生活质量,减轻患者给家庭带来的负担。重要环节是维持患者躯体健康,提供安全、舒适的生活环境,以及药物对症治疗。提供充足的营养、适当运动、改善听力和视力,以及躯体疾病的治疗等。尽量使患者处于熟悉的环境,最好是在家里。中重度患者外出时,身上应佩戴附有患者基本信息(如姓名、患有何种疾病、家庭地址、联系电话等)的标志牌。房间地板不宜太光滑,室内光线要适当。厕所要安装扶手。最好有让患者安全活动的空间。另一方面需教育家庭成员,向他们提供切实可行的帮助。痴呆患者实际上仍具有一定的学习能力,因此,可通过非药物治疗使患者生活能力、情绪和行为问题得到改善。

目前尚缺乏治疗认知功能障碍的特效药物。虽然部分益智药短期内能改善患者接受新事物的能力,延缓痴呆的进一步加重,但其长期疗效仍有待观察。

抗精神病药物可用于控制精神病性症状、激越行为或攻击行为。由于老年人对抗精神病药物的不良反应更为敏感,故应从低剂量开始,缓慢加量,症状改善后需逐渐减量或停止用药。

与安慰剂相比,抗精神病药物增加痴呆伴发精神行为障碍患者的死亡风险,故应慎重使用。

抗抑郁药可用于痴呆伴抑郁的患者,有助于改善痴呆综合征。但必须注意,三环类药物的抗胆碱副作用可加重认知功能的损害。可考虑选择性 5-羟色胺再摄取抑制剂,如氟西汀、帕罗西汀、西酞普兰、舍曲林以及其他抗抑郁剂,如文拉法辛,伴神经疼痛者可选用度洛西汀。苯二氮䓬类虽可控制痴呆者的行为问题,但因可引起意识混浊、跌倒、呼吸抑制和药物依赖等,使用时应特别谨慎。

第二节　阿尔茨海默病的康复

一、阿尔茨海默病概述

阿尔茨海默病(Alzheimer's disease,AD)是一种常见的神经系统变性疾病。其病理特征为老年斑、神经元纤维缠结、海马锥体细胞颗粒空泡变性及神经元缺失。临床特征为隐匿起病,进行性智能衰退,多伴人格改变。一般症状持续进展,病程通常 8～10 年。

(一)流行病学

阿尔茨海默病是老年期重度神经认知障碍(痴呆)的最常见类型,约占重度神经认知障碍总数的 50% 以上,同时,由阿尔茨海默病所致的轻度神经认知障碍可能在轻度认知损害(mild cognitive impairment,MCI)中也占有相当大的比例。AD 常见于 65 岁以上的老年人,患病率随着年龄的增长而升高,65 岁以上患病率约 5%,而 85 岁以上的老年人中 20%～50% 患有阿尔茨海默病。本病通常为散发,女性多于男性。

(二)病因和发病机制

AD 的病因及发病机制尚未明确,但目前已发现以下这些因素及脑内异常变化参与了 AD 的发生发展。

1.遗传因素　约 5% 的患者有明确的家族史,患者一级亲属中 AD 的发病率是一般人群的 4.3 倍。近年发现,三种早发型家族性常染色体显性遗传的 AD 致病基因,分别位于 21 号染色体、14 号染色体和 1 号染色体,包括 21 号染色体上的 APP 基因,14 号染色体上的早老素 1 基因(presinilin 1,PS1)及 1 号染色体上的早老素 2 基因(presenilin 2,PS2)。载脂蛋白 E(APOE)基因是晚发型 AD 的重要危险基因。APOE 基因位于 19 号染色体,在人群中有 3 种常见亚型、即 ε2、ε3 和 ε4,ε3 最普遍,ε4 次之,ε2 则最少。APOEε2 等位基因有保护作用,而 APOEε4 等位基因携带者患 AD 的风险增加,并可使发病年龄提前。还有很多与阿尔茨海默病有关的其他遗传危险因素,如位于第 9 号染色体的泛素 1 基因(ubiquilin 1),但均有待进一步确定。

2.β 淀粉样蛋白(β amyloid,Aβ)代谢异常　目前认为 Aβ 的生成和清除失衡是神经元变性和痴呆发生的始动因素,可诱导 tau 蛋白过度磷酸化、炎症反应、神经元死亡等一系列病理过程。

3.神经递质障碍　阿尔茨海默病患者大脑中存在广泛的神经递质异常,包括乙酰胆碱、单胺、氨基酸类及神经肽等。这些递质对学习和记忆等认知功能有重要的作用,其中比较明显的是乙酰胆碱,随着疾病进展,阿尔茨海默病患者脑内乙酰胆碱水平迅速下降,而乙酰胆碱的缺乏与认知功能障碍密切相关,这也是目前阿尔茨海默病治疗获得有限疗效的重要基础。

(三)病理改变

阿尔茨海默病患者的大体病理呈弥漫性脑萎缩，重量较正常大脑轻。脑回变窄，脑沟增宽，尤以颞、顶、前额叶萎缩更明显，第三脑室和侧脑室异常扩大，海马萎缩明显。镜下病理以老年斑、神经元纤维缠结和神经元减少为主要特征。

1.老年斑(senile plaques,SP)　SP的中心是β淀粉样蛋白，周围缠绕着无数的蛋白和细胞碎片。正常老年人脑组织也可出现SP，但数量比AD患者明显为少。老年斑在大脑皮质广泛分布，通常是从海马和基底前脑开始，逐渐累及整个大脑皮质和皮层下灰质。老年斑形成的同时，伴随着广泛的进行性大脑突触的丢失，这与最早的临床表现即短时记忆障碍有关。

2.神经元纤维缠结(neurofibrillary tangles,NFTs)　电镜下呈螺旋样细丝，主要组分是高度磷酸化的微管相关蛋白，即tau蛋白。tau蛋白是一种神经元特异性蛋白，主要分布于神经元轴突，起稳定微管的作用。tau蛋白的生物作用受其磷酸化调控，磷酸化tau蛋白不利于微管蛋白聚合成为微管，而高度磷酸化的tau蛋白则丧失了对微管的稳定作用，可导致细胞骨架结构分解破坏。在正常成人脑中也可观察到一定比例的高度磷酸化的tau蛋白，但这一比例远低于AD脑组织。

3.广泛神经元缺失　神经毡广泛，神经元缺失，代之以星形胶质细胞增生和小胶质细胞增生。

4.其他病理特征　包括海马锥体细胞的颗粒空泡变性，轴索、突触异常断裂和血管淀粉样变等。

(四)临床表现

AD通常起病隐匿，主要表现持续性的、不可逆的智能衰退。

在疾病早期，患者症状轻微，典型临床表现是记忆障碍，以近记忆力受损为主，也可伴有相对较轻的远记忆力障碍。因患者社会功能尚可，记忆障碍常易被忽略。

在疾病中期，患者认知障碍加重，表现为掌握运用新知识及社交能力下降。严重时出现定向力障碍，一般先出现时间定向障碍，再出现空间定向障碍。此期患者，已需家属进行日常监护，并有语言功能障碍(如言语不畅、理解及复述能力差)；患者亦会出现不同程度的失用(如穿衣、吃饭、抄几何数字等感到困难)；患者渐对简单的计算也感吃力。可能受上述症状影响，常可见患者情绪不稳，易激惹，挫折感强。一些患者会出现较显著的幻觉和妄想，幻觉中以幻视较多见，妄想以被窃妄想和嫉妒妄想多见。

在疾病晚期，患者判断力、认知力几乎消失殆尽，幻觉和妄想亦更显著，行为愈发难以被理解。自我约束能力的丧失还会使患者显得好斗，或完全处于远离社会状态。患者自理能力和社会功能极差。在此阶段，患者常常还会出现帕金森病样表现，约20％的患者可出现癫痫发作，随着病程进展，肌阵挛抽搐的发生率也将越来越高。

在病程早、中期，神经系统查体一般无阳性体征，但部分患者可出现病理征。到病程晚期，则逐渐出现锥体系和锥体外系体征，如肌张力增高、运动徐缓、拖曳步态、姿势异常等，最终可呈强直性或屈曲性四肢瘫痪，并可出现原始反射，如强握、吸吮反射等。

(五)诊断与鉴别诊断

AD病因未明，首先应根据临床表现做出重度或轻度神经认知障碍的判断，然后对病史、病程的特点、体格检查及神经系统检查、心理测查与辅助检查资料进行综合分析，排除其他原因引起的神经认知障碍，才能诊断为AD。

目前对诊断有价值的辅助检查包括:①影像学检查。磁共振扫描中发现海马回和颞顶叶皮层萎缩,PET、SPECT、MRI 提示颞顶叶代谢降低,PET 扫描显示淀粉样蛋白影像阳性。②脑脊液检查。脑脊液中淀粉样 $A\beta_{42}$ 蛋白水平下降,总 tau 蛋白和磷酸化 tau 蛋白水平升高。③遗传学检查。可对早期发生的常染色体显性遗传案例进行基因突变的检测,如淀粉样前体蛋白(APP)、早老素 1(PSEN1)或早老素 2(PSEN2)。④神经心理学测试,包括注意力、执行功能、记忆力、语言、知觉、社会认知,常用量表有简易精神状态量表(MMSE)、韦氏成人智力量表(WAIS-RC)、长谷川痴呆量表(HDS)以及临床痴呆评定量表(CDR)。⑤脑电图。早期通常是正常的,以后可逐渐出现 α 节律丧失及电位降低,可见弥漫性慢波,且脑电图减慢的程度和神经认知障碍的严重程度具有相关性。

ICD-10 的诊断要点为:①存在痴呆;②隐匿起病,缓慢衰退;③无临床证据或特殊检查结果能够提示精神障碍是由其他可引起痴呆的全身疾病或脑部疾病所致(例如甲状腺功能低下、高血钙、维生素 B_2 缺乏、烟酸缺乏、神经梅毒、正常压力脑积水或硬膜下血肿);④缺乏卒中样发作,在疾病早期无局限性神经系统损害的体征,如轻瘫、感觉缺失、视野缺损及共济失调(晚期可出现)。

需要与以下疾病进行鉴别:

1. 血管性神经认知障碍　急性起病,偶可亚急性甚至慢性起病,症状波动性进展或阶梯性恶化,有神经系定位体征,既往有高血压或动脉粥样硬化或糖尿病病史,可能有多次脑卒中史,影像学检查可发现多发的脑血管性病灶。

2. 额颞叶神经认知障碍　早期出现人格和行为改变,精神和行为异常突出,遗忘出现较晚,影像学检查显示额叶和颞叶萎缩,与阿尔茨海默病的弥漫性脑萎缩不同。

3. 神经认知障碍伴路易体痴呆　表现为波动性认知功能障碍、反复发生的视幻觉和自发性锥体外系功能障碍。患者一般对镇静药异常敏感。

4. 克雅病　急性或亚急性起病,迅速进行性智力丧失伴肌阵挛,脑电图在慢波背景上出现广泛双侧同步双相或三相周期性尖—慢复合波。

5. 抑郁症　有明显的抑郁倾向,表现为心境恶劣,对各种事物缺乏兴趣,易疲劳无力,注意力难以集中而导致近记忆力减退,但抑郁症所致的"假性痴呆"通常不是进行性的。患者抗抑郁治疗有效。

(六)药物治疗

目前尚无法逆转或阻止阿尔茨海默病的病情进展,但早期在支持、对症治疗策略基础上进行针对病因的干预治疗,可延缓患者日常生活质量减退。

胆碱酯酶抑制剂(acetylcholinesterase inhibitors,AChEI)及 N-甲基-D-天冬氨酸(N-methyl-D-aspartate,NMDA)受体拮抗剂是目前主要的两大类促认知药物。

1. AChEI　胆碱能理论认为,AD 患者胆碱能神经元的进行性退变是记忆减退、定向力丧失、行为和人格改变的原因。AChEI 治疗轻中度 AD 患者,不仅可以改善患者的认知功能、全面功能和日常生活能力,还对治疗轻—中度、中—重度 AD 的早期精神和行为异常有效。此类药物包括多奈哌齐(donepezil)、卡巴拉汀(rivastigmine)、加兰他敏(galanthamine)、石杉碱甲(huperzine A)等。

2. NMDA 受体拮抗剂　美金刚(memantine)是低亲和力、非竞争性 NMDA 受体拮抗剂,被推荐用于治疗中、重度 AD。

二、阿尔茨海默病的康复治疗

(一)主要功能障碍

1.记忆力障碍　记忆力障碍是老年性痴呆最早出现的症状。早期可仅有记忆力减退,主要表现为患者对新近或刚发生的事情不能回忆,如忘记物品放置的位置;手里拿着某物而寻找此物;忘记重要的约会及已许诺的事;忘了炉灶上正在烧水等。随着病程进展,远期记忆力也受损。

2.性格改变　常见的有两种改变,一种为以往的性格特征更加突出,如以往具有急躁、易激动、情绪不稳定、多疑等性格特征者,这些特征更加明显,很难与周围人相处;另一种改变为与以往性格特征截然相反,使人感到患者与以往是两个不同性格的人。

3.精神和行为异常　患者表现为情绪抑郁或不稳,可出现幻觉、妄想、兴奋躁动、缺少主动性、丧失理性等精神症状或游荡、攻击和破坏等行为异常。

4.言语交流困难　主要表现为语言量减少或沉默不语,语言空洞、缺乏中心。因找不到合适的词语而突然中断讲话,或不适当地加入某些无关的词语,使人无法理解其所表达的意思。

5.认知缺损　患者表现为难以集中注意力,判断力下降,计算速度变慢或发生困难。严重时,可出现定向力障碍,不能解决生活中遇到的简单问题,如经常迷路,不能辨认熟悉的人,不能依据气温的变化增减衣物,不能根据场合调整衣着等。

6.日常生活能力、工作能力、社交能力下降　由于记忆力的减退和认知缺损等原因,患者的生活和工作能力明显降低,不能胜任日常工作和处理生活中的常见问题或经常出差错,如做事颠三倒四,烧焦饭菜,忘关煤气开关,买东西时搞不清价钱,不能按时、按量服药等。由于定向障碍、语言交流困难,患者不愿或害怕外出而导致社交活动减少,能力进一步下降。

(二)康复评定

1.运动功能　随着病程进展,患者的运动功能会出现进行性的减退。检查与评估的具体内容,可以依据患者的具体情况而有选择地进行,主要包括运动速度、平衡功能、步态、双侧肢体的协调性、手操控物件的能力以及手的灵活性。

2.感知功能　主要包括空间关系、深度知觉以及空间视觉定位能力。

3.认知功能　重点对注意力、记忆力、定向力、判断力、学习能力、交流能力进行评定。常用的评定有简易精神状态检查量表(mini mental state examination,MMSE)、韦氏记忆量表(Wechsler memory scale,WMS)、修订的长谷川智能量表(revised Hasegawa's dementia scale,HDS-R)和 Alzheimer 型痴呆缺陷量表等。

4.精神及心理方面　重点对思维、抑郁状态、行为等进行评定。可采用痴呆行为评定量表(behavioral rating scale for dementia,BRSD)、汉密顿抑郁量表和老年抑郁问卷(简卷)和神经精神症状问卷(NPI)等进行评估。

5.日常生活活动能力　患者通常先表现出需要精细运动功能参与的活动能力降低,特别是工具性日常生活活动部分(IADL)。常用的评定工具除了 Barthel 指数和功能独立性评定(FIM)外,还可以使用日常生活功能量表。

6.环境方面　可以通过与患者和(或)家庭成员(照顾者)的访谈和家访(或实际居住环境的考察)的方式,评定患者在现实环境中的作业表现及安全性。

7.生活质量方面　可以采用 WHO 生活质量评定量表(WHOQOL)、健康质量量表

(quality of well-being scale,QWBS)、生活满意度指数(life satisfaction index,LSI)和 QOL-AD 量表(quality of life in Alzheimer disease)等工具进行评定。

(三)康复治疗

基于疾病呈进行性发展,患者存活期普遍较长(平均生存年限为5~10年)的特点,老年性痴呆的康复治疗需要多专业组成团队的共同和长期参与,包括运动功能训练、认知功能训练、必要的行为矫正、心理支持和生活环境改造等。

1. 治疗目的　在增强患者体质的前提下,促进大脑功能的代谢,延缓病情的进展与发展,防止智能及个性方面的进一步衰退和躯体并发症,保持一定的生活自理能力。

2. 治疗方法

(1)鼓励身体锻炼与活动:以维持移动能力及健康状态。当需要精细运动功能参与的活动出现困难或不可能完成时,可采用粗大运动性活动,如涉及坐、站、翻身或转身的活动,散步、打保龄球、拉弹力带、拍巴氏球等。必要时,采用夹板以预防挛缩的发生。

(2)尽可能长时间地维持平衡反应及能力:以预防可能的跌倒和损伤。可以进行踩晃晃板、荡秋千、玩跷跷板、打太极拳等活动。

(3)记忆力训练:对老年性痴呆患者进行记忆力训练,应关注训练的过程,而不是训练的结果,即并不一定要患者记住多少信息内容,而在于让其参加了训练,活动了大脑。

训练方法包括:

1)保持与复述:将要记忆的信息先朗读,再口头复述,心中默读,然后复习。

2)回想:通过提示患者回想事件发生时的环境、情绪和身体状态,以促进记忆。

3)采用内部策略:即鼓励患者本人以一种损害较轻或正常的功能去替代明显缺陷的功能来记住新信息,如患者言语性记忆差,就应鼓励其进行形象性记忆,或反之。言语记忆法包括联想记忆、组块记忆、时空顺序记忆、首词记忆、比较记忆、自身联系记忆、编故事记忆等。形象记忆法包括地点放置记忆(将新信息和固定排列的几何部位联系起来,再按顺序反复回顾进行记忆)、链接记忆(将待记信息与相关图像连在一起记忆)和分类记忆(将语言信息转变成不同类型的视觉影像加以记忆)等。

4)采用外部策略:即利用人体外部资源辅助或提示来帮助记忆的方法,可以采用日历本、日记本、备忘录和制订工程表的形式。日历本:将所需做的事标注在相应的日期上,或折起一角以提醒患者。日记本:通过写日记的方式,帮助患者记住过去的事。教会患者将日记编上页码,并在最后一页做索引以便查找。备忘录:将需要做的事写在备忘录上,并帮助患者养成每日翻备忘录的习惯。日程表:将一日内要完成的活动或任务,按完成的时间先后次序制成日程表,每完成一项,用笔删除该项。

(4)针对性认知训练:训练时,应使用简单的、只有1~2步的指令,以避免患者混淆或产生焦虑情绪。认知训练包括不同的训练活动,如现实导向性训练、思维能力训练、解决问题能力训练和怀旧治疗等。

1)现实导向性训练:在患者的房间内放一些日常生活中用得着的、简单醒目的物品,如日历、钟表、各种玩具等,训练患者对现实环境,如姓名、地点、日期、星期几、天气等的定向力,并帮助其建立有规律的生活作息,如什么时候起床、就寝、吃饭、服药、洗澡等。

2)思维能力训练:人的思维过程非常复杂,常涉及分析、综合、比较、抽象、推理、判断、概括等认知能力的参与,其训练的内容与难度应依据患者的具体情况而定,可以通过手写卡片、图文阅读、配对游戏、拼图练习、计算机软件来进行。

3)解决问题能力训练:结合患者实际生活需要进行训练,如:丢了钱怎么办? 出门忘带钥匙怎么办? 到新地方迷了路怎么办?

4)怀旧治疗:利用患者现存的、对往昔的记忆,给予追思和强化,以达到改善患者的认知,延缓痴呆病情进展,愉悦心情,提升生活质量的目的。采取的方法可以是:给患者反复看以往有意义的照片(结婚照、全家福等);让患者讲述难忘的美好回忆;欣赏收藏的旧物等。

(5)心理治疗和行为干预:目的在于配合药物治疗,改善焦虑或抑郁等情绪,提高患者的记忆和生活能力,建立对疾病治疗和生活的信心。可按本病的不同病程阶段,进行不同的治疗和干预。

(6)提供有组织的、结构化的程序化环境,以减少患者焦虑,如在固定的时间、地点做同样的事;按固定的次序,使用相同的用具完成活动;坐在餐桌旁开始午餐之前,告诉患者需要洗手等。

1)早期:患者症状较轻,可有一定的自知力。此时应把疾病的性质、治疗和预后告诉患者,以帮助其进一步认识自己的病情。鼓励患者如常生活,参加家务劳动,同时告知患者放弃做那些需紧张用脑和易出现危险的事情(如驾驶汽车、游泳等)。

2)中期:患者症状较严重,而且自知力丧失,记忆和生活能力明显下降。为了改善患者的心理状况,可开展怀旧治疗、音乐治疗和支持性的心理治疗。

3)晚期:患者记忆力大部分或完全丧失,生活不能自理,还常伴随情绪抑郁、幻觉、妄想、兴奋躁动等精神症状。重点对患者的家属及主要照顾者进行心理疏导或治疗,以缓解由患者所带来的焦虑、压抑、恐惧等情绪。

(7)日常生活能力训练:尽可能长时间地维持患者的自理能力。对早期生活尚能自理的患者,主要是督促和提醒他们主动完成所有日常事务性活动,并确保安全。对于失去部分日常生活能力的患者,可采取多次提醒、反复教、反复做的方法,日复一日地训练失去能力的活动,直到学会为止;或通过改良完成活动的方法、步骤、用具等办法,提高其完成活动的能力及安全性。对于日常生活能力严重丧失但尚能合作的患者,应重点训练吃饭、穿衣、走路和刷牙等自理性活动。训练时,可能需要将活动分成若干步骤,然后再按步骤进行。训练中,允许患者有足够的时间来完成,避免催促。必要时,向患者推荐、提供助具,并训练其使用。

(8)促进患者语言表达和社会化:提供患者参与喜欢的娱乐活动的机会,当患者并不能完成先前的娱乐活动时,可按照患者的兴趣或意愿对娱乐活动进行改良,或探索和发展新的娱乐活动。活动内容可以是读报、看电视、听音乐等被动性活动,更提倡聊天、户外游玩、唱歌、聚会等主动性活动。

(9)环境改善:以增强患者日常生活的适应力,提高安全性。患者所处的环境应简单、整洁、通道畅通、无杂物、远离危险。可以采取常用物品,固定位置摆放;选择圆角、无玻璃的家具;在不同功能的房间门上贴上形象和醒目的标志;在门后的把手上挂一把钥匙,以提醒患者出门别忘记带钥匙;安装感应门铃,以在患者离家时发出声响,而对家属起提示作用;勿将患者单独留在家中等。

(10)对家属及照顾者的教育:将疾病的性质、发展过程、治疗和预后告诉家属及照顾者;与他们讨论患者的家居认知训练计划;指导他们正确地照顾和护理患者;教授他们积极应对和处理由于长期照顾和护理患者所产生的精神紧张与压抑的自我放松和控制技巧等多方面的教育,以共同促进和维护患者及其家属和照顾者的身心健康。

（四）案例分析

1. 基本情况　王某某，女，80 岁，与丈夫同住位于一楼的公寓里，因近半年来经常出现语言重复、莫名流泪、遗忘和在社区内迷路而被收住社区精神卫生中心，经医生诊断为老年性痴呆早期。患者日常生活基本自理，但需其丈夫的提醒和督促，烹饪和购物时需要丈夫的陪同和帮助，其丈夫因为太过担心而把她单独留在家中。

2. 病情分析　王老太的问题属于精神健康的范畴。作业治疗对于认知方面的训练是极其有益的。

3. 治疗方案　治疗师帮助和训练患者与同病房室友进行有效交流；要求患者回忆并讲述前一天的经历；一同参加病房组织的集体活动，促进其主动参与；鼓励患者完成所有自我料理性活动。一个月后，患者精神状况良好，情绪平和、稳定，要求出院。出院前，作业治疗师与患者及其丈夫进行了大约半个小时的谈话，对穿脱裤子、如厕、沐浴等容易引发患者安全问题的活动，提出改良的意见，如坐在宽大的扶手椅里穿脱裤子，厕所地面需摆放防滑垫，沐浴前需他人帮助调好水温，并最好有人陪同等。建议采用日历本和制订工程表的形式，帮助患者安排第二天的生活。每天练习住院期间进行的身体锻炼与活动，一日两次。考虑到患者及其丈夫均年愈 80 岁，提议与子女同住，或请钟点工协助照料患者，以丰富患者生活，增加外出与他人交流的机会。

思考题：

1. 如何对阿尔茨海默病患者进行认知专项训练？

2. 为什么要为阿尔茨海默病患者提供程序化的环境？

3. 阿尔茨海默病主要的功能障碍有哪些？如何开展康复治疗？

第六章

精神活性物质所致精神障碍康复

第一节　精神活性物质所致精神障碍概述

据联合国药物管制署(UNDCP)估计,在2000—2001年全球有两亿人吸食非法药物,其中1490万人吸食阿片类药物,有5210万人滥用苯丙胺类兴奋剂。自20世纪70年代末以来,国际毒潮不断侵袭中国,跨境贩毒引发的毒品违法犯罪活动死灰复燃,吸毒人数持续上升,毒品案件不断增多。目前,中国各省、自治区、直辖市都不同程度存在与毒品有关的违法犯罪活动,我国已由毒品过境受害国转变为毒品过境与消费并存的受害国。从目前毒品滥用形式看,虽然传统毒品如海洛因依然是我国主要毒品之一,但新型毒品如冰毒、摇头丸、氯胺酮之类有泛滥的趋势,《2011年中国禁毒报告》显示,冰毒、摇头丸、K粉等新型化学合成毒品成为消费新宠,在很多大中城市吸食新型毒品的人占吸毒者总数的60%以上,有的城市甚至超过90%,特别是青少年已成为我国毒品消费的主要群体,占吸毒总人数的87%,截至2011年11月7日,我国经公安机关查获并登记在册的吸毒青少年人数已达178万人。更有甚者,吸毒者常常自创处方,如"开心水(为冰毒、摇头丸、氯胺酮的混合物),导致了许多躯体、精神问题。但需要强调的是,从公共卫生角度看,由于吸烟、饮酒人群基数大,所造成的健康影响更不容忽视。

一、基本概念

(一)精神活性物质

精神活性物质(psychoactive substance)指能够影响人类情绪、行为,改变意识状态,并有致依赖作用的一类化学物质,人们使用这些物质的目的在于取得或保持某些特殊的心理、生理状态。精神活性物质又称成瘾物质。

毒品是社会学概念,指具有很强成瘾性并在社会上禁止使用的化学物质。我国的毒品主要指阿片类、可卡因、大麻、苯丙胺类兴奋剂等。

(二)依赖

依赖(dependence)是一组认知、行为和生理症状群,使用者尽管明白滥用成瘾物质会带来问题,但仍然继续使用。自我用药导致了耐受性增加、戒断症状和强制性觅药行为(compulsivedrug seeking behavior)。所谓强制性觅药行为,是指使用者冲动性使用药物,不顾一切后果,是自我失去控制的表现,不一定是人们常常理解的意志薄弱、道德败坏。

传统上将依赖分为躯体依赖(hysical dependence)和心理依赖(psychological dependence)。躯体依赖也称生理依赖,它是由于反复用药所造成的一种躯体的病理性适应状态,主要表现为耐受性增加和戒断症状。心理依赖又称精神依赖,它使吸食者产生一种愉快的满足或欣快的感觉,驱使使用者为寻求这种感觉而反复用药,表现出所谓的渴求(craving)状态。

(三)滥用

滥用(abuse)在 ICD-10 分类系统中称为有害使用(harmful use),是一种适应不良方式,由于反复使用药物导致明显的不良后果,如不能完成重要的工作、学业,损害了躯体、心理健康等。滥用强调的是不良后果,滥用者没有明显的耐受性增加或戒断症状。

(四)耐受性

耐受性(tolerance)是一种状态,指药物使用者必须增加使用剂量方能获得所需的效果,或使用原来的剂量则达不到使用者所追求的效果。

(五)戒断状态

戒断状态(withdrawal state)指停止使用药物或减小使用剂量或使用拮抗剂占据受体后所出现的特殊的心理生理症状群,其机制是由于长期用药后,突然停药引起适应性反跳(rebound)。不同药物所致的戒断症状因其药理特性不同而不同,一般表现为与所使用药物的药理作用相反的症状,例如酒精(中枢神经系统抑制剂)戒断后出现的是兴奋、不眠,甚至癫痫样发作等症状群。

二、精神活性物质的分类

主要根据精神活性物质的药理特性,将之分为以下几类:

1. 中枢神经系统抑制剂(depressants)　能抑制中枢神经系统,如巴比妥类、苯二氮䓬类、酒精等。

2. 中枢神经系统兴奋剂(stimulants)　能兴奋中枢神经系统,如咖啡因、苯丙胺类药物、可卡因等。

3. 大麻(cannabis, marijuana)　是世界上最古老、最有名的致幻剂,适量吸入或食用可使人欣快,增加剂量可使人进入梦幻,陷入深沉而爽快的睡眠之中。

4. 致幻剂(hallucinogen)　能改变意识状态或感知觉,如麦角酸二乙酰胺(LSD)、仙人掌毒素(mescaline)、苯环利定(PCP)、氯胺酮(ketamine)等。

5. 阿片类(opioids)　包括天然、人工合成或半合成的阿片类物质,如海洛因、吗啡、鸦片、美沙酮、二氢埃托啡、哌替啶(杜冷丁)、丁丙诺啡等。

6. 挥发性溶剂(solvents)　如丙酮、汽油、甲苯等。

7. 烟草(tobacco)。

三、精神活性物质滥用的相关因素

一般认为,药物滥用的原因不能用单一的模式来解释,其与社会环境、心理特点和生物学因素皆有较为密切的关系,它们之间相互影响、互为因果,为了叙述方便,分为以下几个部分进行解释。

(一)社会因素

社会因素包括:①容易获得;②家庭因素,如家庭矛盾、单亲家庭、家庭成员间交流差、家庭成员犯罪吸毒是吸毒、特别是青少年吸毒的重要危险因素;③同伴影响、同伴间压力等;④文化背景、社会环境等因素。

(二)心理因素

研究发现吸毒者有明显的个性问题,如反社会性、情绪控制较差、易冲动、缺乏有效的预防机制、追求即刻满足等,但尚无前瞻性研究说明这些个性问题导致了吸毒,还是由于吸毒改变了吸毒者的个性,抑或是两者互为因果。

行为理论认为,精神活性物质具有明显的正性强化作用,多数精神活性物质有增加正性情绪的作用,如吸毒后的快感等;同样也具有负性强化作用,如"一醉解千愁",毒品更有对抗负性情绪的作用。更重要的是,在形成依赖后,由于戒断症状的出现,使依赖者不能自拔,必须反复使用精神活性物质才能缓解戒断症状,这是最为强烈的负性强化。

(三)生物学因素

研究发现,动物在缺乏上述社会、心理因素的情况下,同样也有主动获得精神活性物质的倾向。人类、动物对药物形成依赖后,在中枢神经系统中存在一系列神经递质、受体、第二信号转导系统,甚至转录、结构等方面的变化,故有学者将依赖行为定义为慢性脑部疾病,从这个角度看,依赖行为与其他躯体疾病一样并无本质上的区别。

1.脑内的"犒赏系统"与药物依赖　20世纪60年代后,人们对成瘾物质如何作用于脑的"犒赏系统(reward system)"进行了大量研究,并发现了内源性阿片肽及其受体。研究证明,在大鼠、猫、猴等动物脑内,除新皮层以外的脑区几乎所有的部分都有与犒赏有关的区域,而控制情绪反应的中脑边缘多巴胺系统(mesolimbic dopamine system)则可能是"犒赏系统"的中枢所在,其中,被盖腹侧区(ventral tegmentalar,VTA)和伏隔核(nucleus accumbens,NAc)是研究者较为感兴趣的部位。

众所周知,多巴胺是一种与愉快情绪有关的神经递质,在人高兴时,有关犒赏通路上的神经细胞就发出较多的兴奋性冲动,并释放出一定量的多巴胺。在正常情况下,释放的多巴胺很快被重新摄取。研究发现,人类所滥用的物质,如阿片、酒精、烟草、苯丙胺和可卡因等,尽管它们有不同的药理作用,但最后共同通路均是作用于中脑边缘多巴胺系统,增加VTA多巴胺神经元冲动,使NAc以及其他区域如前额叶皮质(prefrontal cortex)中多巴胺的释放增加。可卡因、苯丙胺类药物是通过抑制突触间隙多巴胺重吸收而增加多巴胺释放,而阿片类可能是通过激动μ、δ受体及解除GABA神经元对多巴胺的抑制作用,间接促进多巴胺的释放,使突触间隙中多巴胺增加,过多的多巴胺连续刺激下一个神经元受体,便产生了一连串强烈而短暂的刺激"高峰",于是大脑犒赏中枢发出愉悦的信号,使吸食者主观上产生某种陶醉感和欣快感。

神经生物学及动物模型研究提示精神活性物质依赖的发生是由于精神活性物质长期反复暴露,使中枢神经系统,特别是中脑边缘多巴胺系统发生了细胞及分子水平上的适应。这一过程涉及多个脑区的多种神经系统的参与,如多巴胺能神经、5-羟色胺能神经、γ-氨基丁酸能神经、谷氨酸能神经、去甲肾上腺素能神经、内源性阿片肽系统等。反复长期用药,使这些神经元发生适应性变化,改变了强化机制和动机状态,出现了耐受性、戒断症状、渴求等病理生理改变。

由此可见,位于边缘系统的"犒赏系统"是导致药物依赖的结构基础,单胺类等递质变化是精神活性物质作用的直接后果,由此而导致的一系列受体和受体后变化是药物依赖行为产生的重要条件。药物对"犒赏系统"的作用是产生精神依赖及觅药行为的根本动因。犒赏反应是人类(包括某些高等动物)所固有的情绪反应机制,这种机制的发生是很原始的,但却有巨大的潜力。人类所滥用的精神活性物质,正是通过对这种潜力的刺激和不断的激发而产生作用的。

2.代谢速度　代谢速度的不同,对精神活性物质的耐受性就不同,依赖的易感性也不同。如先天缺乏乙醛脱氢酶的个体,饮酒后酒精代谢成乙醛,但乙醛不能继续转化为乙酸,乙醛堆积,导致出现严重的不良反应,从而阻止个体继续饮酒,也就不太可能成为酒依赖者。

3.遗传学因素　大量有关酒精与药物依赖的遗传或家族性研究已证明,动物对某些药物依赖的形成具有显著的遗传性。如不同品系的小鼠对吗啡依赖的形成具有显著差异,有些品系的鼠极易造成阿片类依赖的动物模型,而有些品系则很难。

家系、双生子及寄养子研究均发现,药物滥用的易感性因素是由基因所决定的。目前发现有两个途径将这一易感性从上一代传至下一代,一是直接遗传的酒精/药物依赖易感性,另一个是间接的方式,将反社会人格传给下一代。家系研究表明,药物依赖或滥用家系成员中,药物滥用、酒精滥用、反社会人格、单相抑郁的相对危险性分别为对照家系的 6.7、3.5、7.6 和 5.1 倍。

总之,药物滥用和依赖是上述因素相互作用的结果,药物的存在和药理特性是滥用、依赖的必要条件,但是否成为"瘾君子",还与个体人格特征、生物易感性有关,而社会文化因素在药物滥用、依赖中起到了诱因作用。

四、临床表现

(一)阿片类物质

1.药理特性　阿片类药物滥用是世界范围内的公共卫生和社会问题。阿片类物质(opiates)是指任何天然的或合成的、对机体产生类似吗啡效应的一类药物。阿片是从罂粟果中提取的粗制脂状渗出物,粗制的阿片含有包括吗啡和可待因在内的多种成分。吗啡是阿片中镇痛的主要成分,大约占粗制品的 10%。自 1973 年以来,学者们相继发现在脑内和脊髓内存在阿片受体。这些受体分布在痛觉传导区以及与情绪和行为相关的区域,集中分布在脑室周围灰质、中脑边缘系统和脊髓罗氏胶质区(substantia gelatinosa)等区域。阿片受体已知有 μ、δ、κ 等多型,其中以 μ 受体与阿片类的镇痛与欣快作用关系最密切,在中枢神经系统分布也最广。1975 年以来先后又发现体内有几种内源性阿片肽,如 β-内啡肽(β-endorphin)、脑啡肽(enkaphalin)、强啡肽(dynorphin),这些肽类均能作用于阿片受体。每种阿片受体都与百日咳毒素敏感的 G 蛋白偶联,三种受体与 G 蛋白的偶联方式相似。阿片受体的急性效应包括抑制腺苷酸环化酶、激活 K^+ 传导、抑制 Ca^{2+} 传导和递质释放。

阿片类药物可通过不同的途径给药,如口服、注射或吸入等。口服阿片类药物时以非脂溶性形式存在于胃内,胃内吸收延缓,大部分从肠道吸收。因为口服给药吸收不完全,所以给予口服阿片制剂的血药浓度一般只有同剂量注射给药的一半或更少。

阿片类制剂以非脂溶性形式存在于血液中,这种形式的药物很难透过血—脑屏障,但当吗啡被乙酰化成为海洛因后,则较易透过血—脑屏障,这也许能解释为什么静脉注射海洛因所体验到的瞬间快感比注射吗啡更为强烈这一现象。

阿片类药物可分布到机体的所有组织,包括胎儿。对阿片类依赖的母亲所生下的婴儿对阿片类具有依赖性,如果在出生后不给予阿片类物质,也可以出现戒断症状。

阿片类药物在由肾排泄之前,大部分由肝代谢。大多数阿片类药物的代谢较为迅速,平均代谢时间是 4～5h,故依赖者必须定期给药,否则会发生戒断症状。

阿片类药物具有镇痛、镇静作用,能抑制呼吸、咳嗽中枢及胃肠蠕动,同时能兴奋呕吐中枢和缩瞳作用。阿片类药物能作用于中脑边缘系统,产生强烈的快感。

2.戒断症状　由于所使用阿片类物质的剂量、对中枢神经系统作用的程度、使用时间的长短、使用途径、停药的速度等不同,戒断症状强烈程度也不一致。短效药物,如吗啡、海洛因一般在停药后 8～12h 出现,极期在 48～72h,持续 7～10 天。长效药物,如美沙酮,戒断症状出现在 1～3 天,性质与短效药物相似,极期在 3～8 天,症状持续数周。

典型的戒断症状可分为两大类:客观体征,如血压升高、脉搏增加、体温升高、鸡皮疙瘩、瞳孔扩大、流涕、震颤、腹泻、呕吐、喷嚏、失眠等;主观症状,如恶心、肌肉疼痛、骨头疼痛、腹痛、不安、食欲差、无力、疲乏、发冷、发热、渴求药物等。

3.治疗　治疗一般分两步走,即急性期的脱毒治疗和脱毒后的康复治疗。

(二)镇静催眠、抗焦虑药

此类药物包括范围较广,在化学结构上差异也较大,但都能抑制中枢神经系统的活动。目前在临床上主要有两大类:巴比妥类(barbiturates)和苯二氮䓬类(benzodiazepines)。

巴比妥类是较早的镇静催眠药。根据半衰期的长短可分为超短效、短效、中效及长效巴比妥类药物。短效及中效巴比妥类药物主要包括司可巴比妥(secobarbital)和戊巴比妥(pentobarbital),临床上主要用于失眠,滥用可能性最大。

小剂量巴比妥类可抑制大脑皮质,产生镇静催眠作用;较大剂量可使感觉迟钝、活动减少引起困倦和睡眠;中毒剂量可致麻醉、昏迷乃至死亡。巴比妥类诱导的睡眠与正常睡眠的区别在于,巴比妥类药物能缩短快动眼睡眠,故服药后的睡眠做梦减少。长期用药者一旦减药或突然停药,会引起快动眼睡眠反跳,出现多梦、噩梦频繁,严重干扰睡眠,患者只好再次服用而产生依赖。

人体对巴比妥类药物耐受性发生较快。目前认为,巴比妥类能增加微粒体酶的活性,使之增加对巴比妥类药物的代谢。也有研究证明,中枢神经系统对这类药物的适应性增强,也是产生耐受性的机制之一。值得注意的是,巴比妥类药物的治疗剂量会较快出现耐受,但其致死量并没有改变。因此,患者为了追求同样的治疗效果逐渐提高剂量的过程中,会增加发生过量致死的风险。

苯二氮䓬类药物的主要药理作用是抗焦虑、松弛肌肉、抗癫痫、催眠等。不同的苯二氮䓬类药物的作用时间差异较大,如地西泮为 20～80h,而劳拉西泮(lorazepam)仅为 10～20h。由于这类药物安全性好,即使过量,也不致有生命危险,目前应用范围已远远超过巴比妥类药物。

镇静催眠药中毒症状与醉酒状态类似,表现为冲动或攻击行为、情绪不稳、判断失误、说话含糊不清、共济失调、站立不稳、眼球震颤、记忆受损,甚至昏迷。

巴比妥类的戒断症状较严重,甚至有生命危险。症状的严重程度取决于滥用的剂量和滥用时间的长短。在突然停药 12～24h 内,戒断症状陆续出现,如厌食、虚弱无力、焦虑不安、头痛、失眠,随之出现肢体的粗大震颤;停药 2～3 天,戒断症状可达高峰,出现呕吐、体重锐减、心动过速、血压下降、四肢震颤加重、全身肌肉抽搐或出现癫痫大发作,有的出现高热谵妄。苯二氮䓬类戒断症状虽不像巴比妥类那样严重,但易感素质者(如既往依赖者或有家族史者)在服用治疗剂量的药物 3 个月以后如突然停药,可能出现严重的戒断反应,甚至抽搐。

对于巴比妥类的戒断症状应予充分注意,在脱瘾时减量要缓慢。以戊巴比妥为例,每日减量不超过 0.1g,递减时间一般需要 2～4 周,甚至更长。国外常用替代治疗,即用长效的巴比妥类药物来替代短效巴比妥类药物,如用苯巴比妥替代戊巴比妥(当量关系是 30mg 苯巴比妥相当于 100mg 戊巴比妥),然后每天再逐渐减少 5%～10% 苯巴比妥剂量,减药的时间也在 2～4 周。苯二氮䓬类的脱瘾治疗方法与巴比妥类类似,可采取逐渐减少剂量,或用长效制剂替代,然后再逐渐减少长效制剂的剂量。

(三)中枢神经系统兴奋剂

中枢神经系统兴奋剂,或称精神兴奋剂(psychostimulants),包括咖啡或茶中所含的咖啡因,但引起关注的主要是可卡因及苯丙胺类药物。可卡因与苯丙胺类药物具有类似的药理作用,我国可卡因滥用的情况远远不如西方国家,但苯丙胺类药物在我国的滥用有增加的趋势,故本节主要讨论苯丙胺类药物。

苯丙胺类兴奋剂(amphetamine-type stimulants,ATS)指苯丙胺及同类化合物,包括苯丙胺(安非他明,amphetamine)、甲基苯丙胺(冰毒,methamphetamine)、3,4-亚甲二氧基甲基苯丙胺(MDMA,摇头丸,ecstasy)、麻黄碱(ephedrine)、芬氟拉明(fenfluramine)、哌甲酯(利他林,methylphenidate)、匹莫林(pemoline)、伪麻黄碱(pseudoephedrine)等。

目前,ATS在医疗上主要用于减肥(如芬氟拉明、曲布西明等)、儿童多动症(如哌甲酯、匹莫林、右旋苯丙胺等)和发作性睡病(如苯丙胺等)。非法兴奋剂,如甲基苯丙胺、MDMA等,则被滥用者用于各自不同的目的,导致了一系列不良的健康和社会后果。

1.苯丙胺类药物的药理作用　　ATS具有强烈的中枢神经兴奋作用和致欣快作用。研究表明,它们大多主要作用于儿茶酚胺神经细胞的突触前膜,通过促进突触前膜内单胺类递质(如去甲肾上腺素、多巴胺和5-羟色胺等)的释放、阻止递质再摄取、抑制单胺氧化酶的活性而发挥药理作用,而毒性作用在很大程度上可认为是药理学作用的加剧。致欣快、愉悦作用主要与影响多巴胺释放、阻止重吸收有关。其他作用包括觉醒度增加、支气管扩张、心率加快、心输出量增加、血压增高、胃肠蠕动降低、口干、食欲降低等。

中等剂量的ATS可致舒适感、警觉增加、话多、注意力集中、运动能力增加等,还可有头昏、精神抑郁、焦虑、激越、注意减退等,具体依个体的情况(耐受性、药物剂量等)而有所不同。

使用ATS后,特别是静脉使用后,使用者很快出现头脑活跃、精力充沛、能力感增强,可体验到难以言表的快感,即所谓腾云驾雾感(flash)或全身电流传导般的快感(rush);数小时后,使用者出现全身乏力、精神压抑、倦怠、沮丧而进入所谓的苯丙胺沮丧期(amphetamine blues)。以上的正性和负性体验使得吸毒者陷入反复使用的恶性循环中,这也是形成精神依赖的重要原因之一。一般认为,ATS较难产生躯体依赖而更容易产生精神依赖。

ATS的急性中毒临床表现为中枢神经系统和交感神经系统的兴奋症状。轻度中毒表现为瞳孔扩大、血压升高、脉搏加快、出汗、口渴、呼吸困难、震颤、反射亢进、头痛、兴奋躁动等症状;中度中毒出现精神错乱、谵妄、幻听、幻视、被害妄想等精神症状;重度中毒时出现心律失常、痉挛、循环衰竭、出血或凝血、高热、胸痛、昏迷,甚至死亡。

长期使用ATS可能出现分裂样精神障碍、躁狂—抑郁状态及人格和现实解体症状、焦虑状态、认知功能损害,还可出现明显的暴力、伤害和杀人犯罪倾向。

2.治疗　　ATS滥用可以产生精神依赖,但与海洛因、大麻等毒品不同,在突然停吸后常不会产生像阿片类、酒类出现严重的躯体戒断症状。对于ATS的戒断及毒性症状,只需对症处理,包括精神症状的治疗和躯体症状的治疗。

(四)氯胺酮

近年来,由于使用氯胺酮作为致幻剂(K粉)所产生的成瘾性问题,引起全社会的重视,长期使用该药物对中枢神经系统、呼吸系统、循环系统、消化系统、泌尿系统等造成的损害也渐为人们所认识,特别是对中枢神经系统和泌尿系统的损害尤为引人关注。

氯胺酮(ketamine)为一种分离性麻醉药,临床上用于手术麻醉剂或者麻醉诱导剂。近年来滥用氯胺酮的问题日益严重,主要是在一些娱乐场所。

1.药理作用　　氯胺酮可抑制丘脑-新皮层系统,选择性地阻断痛觉。静注后约30s(肌注后3～4min)即产生麻醉作用。氯胺酮麻醉的特点为痛觉消失,意识模糊而不是完全丧失,呈浅睡眠状态,对周围环境的刺激反应迟钝,是一种意识和感觉分离状态,称为"分离性麻醉"。氯胺酮作用于边缘系统,有致快感作用,研究表明,氯胺酮的欣快效应类似于可卡因、大麻和酒精。氯胺酮使用者可以出现一种分离状态,表现为狂喜、偏执状态或厌烦等,伴有知觉损害,甚至昏迷。服用氯胺酮后常会"去人格化""去真实感"、体象改变、梦境、幻觉以及恶心、呕吐。有些梦境或幻觉是"愉悦性"的,有些则是不愉快的痛苦梦境。

2.滥用方式 滥用者为了使用方便,常将溶液氯胺酮制成粉末(故称为 K 粉)。K 粉通常可以采取气雾法摄取、口服(可随意勾兑进饮料、红酒中)、静脉注射、肌内注射、鼻吸等多种方式。多数使用者常把氯胺酮与其他药物,如兴奋剂合用。

3.临床表现

(1)急性中毒:在使用过程中或者使用后很快发生,表现为兴奋、话多、自我评价过高等,患者理解判断力障碍,可导致冲动,如自伤与伤害他人等行为。可出现精神症状,如焦虑、紧张、惊恐、烦躁不安、濒死感等。剂量较大者,可出现意识清晰度降低、定向障碍、行为紊乱、错觉、幻觉、妄想等以谵妄为主的症状,严重者可出现昏迷。躯体症状表现为心悸、气急、大汗淋漓、血压增高等。中枢神经系统表现眼球震颤、肌肉僵硬强直、构音困难、共济运动失调、对疼痛刺激反应降低等,严重者可出现高热、抽搐发作、颅内出血、呼吸循环抑制,甚至死亡。

(2)精神病性症状:临床上与精神分裂症非常相似,主要表现为幻觉、妄想、易激惹、行为紊乱等症状。幻觉以生动、鲜明的视幻觉、听幻觉为主;妄想多为关系妄想、被害妄想,也可有夸大妄想等;行为紊乱主要表现为冲动、攻击和自伤行为等。少数患者可出现淡漠、退缩和意志减退等症状。患者亦可有感知综合障碍,如感到自己的躯体四肢变形,感到别人巨大而自己变得非常矮小等。中南大学成瘾研究小组用脑影像学技术对慢性 K 粉成瘾者进行了脑结构和脑功能改变研究,发现成瘾者有前额叶脑白质、脑灰质的损害,其结构损害与精神分裂症患者的脑结构损害极为相似。

氯胺酮所致精神障碍一般在末次使用 4~6 周后消失,也可能持续长达 6 周以上。反复使用可导致精神病性症状复发与迁延。

(3)认知功能损害:表现为学习能力下降、执行任务困难、注意力不集中、记忆力下降等。由于氯胺酮的神经毒性作用,慢性使用者的认知功能损害持续时间可长达数周、数月,甚至更长,较难逆转。

(4)泌尿系统损害:较为常见,原因不明,主要为全尿路炎性损害。临床主要症状为排尿困难、尿频、尿急、尿痛、血尿、夜尿增多以及急迫性尿失禁等,可伴有憋尿时耻骨上膀胱区疼痛感。

(五)酒精

近 20 多年来,随着我国经济的发展,酒生产量及人均消耗量均有明显增加,由饮酒造成的各种危害、酒依赖住院率也随之增加。

1.酒精的吸收与代谢 经口摄入的酒精,多数在小肠的上部吸收,经血液循环进入全身的脏器,2%~10%的酒精经呼气、尿、汗排泄,剩余的部分在体内代谢为乙醛、乙酸,最后代谢成水和二氧化碳。

酒精的代谢场所主要在肝内,有两大系统参与酒精的代谢:酒精脱氢酶系统和微粒体酒精氧化系统。大部分的酒精是通过酒精脱氢酶系统代谢的,其中乙醛脱氢酶是限速酶。

在以上代谢中,需要一些酶及辅酶的参加,产生了一些中间产物,如氢离子、丙酮酸、嘌呤类物质。临床上,我们常常可以见到在大量饮酒后出现高乳酸血症、高尿酸症(痛风发作)。长期大量饮酒使体内的脂肪氧化受阻,大量的脂肪酸以及中性的脂肪积蓄、堆积在肝内,形成脂肪肝、高脂血症、动脉硬化等。大量酒精能损害肝细胞,导致酒精性肝炎、肝硬化等。

2.酒精的药理作用及机制　人对酒的反应个体差异很大,敏感性不一样。一般来说,饮酒量或血液内酒精浓度的不同,其抑制的程度及范围也不同。酒精首先抑制的是大脑皮质,使皮层下释放,出现松弛感,情绪释放;随着饮酒量增加,抑制也进一步加深,出现所谓醉酒状态,精神活动、语言及运动功能抑制加深,表现为对周围事物反应性降低,感觉迟钝,判断力受损,自控力下降,动作不稳,构音含糊等;其后大脑处于高度抑制状态,醉倒不起,呕吐、便溺全然不知。当血液浓度超过 0.40%时,可能出现昏迷、呼吸心跳抑制,死亡的可能性很大。

酒精对身体的作用可分为急性及慢性两种。其急性作用主要表现为急性胃、食管出血等,慢性作用指长年累月大量饮酒,引起各脏器的损害,表现在中枢及周围神经系统、肌肉、心、肝、胰腺、消化道等。

3.酒精所致精神障碍

(1)急性酒中毒:有大量饮酒史,醉酒的严重程度与血液酒精浓度关系密切,主要表现为冲动性行为、易激惹、判断力及社交功能受损,并有诸如口齿不清、共济失调、步态不稳、眼球震颤、面色发红、呕吐等表现。如果中毒较深,可致呼吸、心跳抑制,甚至有生命危险。

(2)戒断反应:①单纯性戒断反应(uncomplicated alcohol withdrawal)。长期大量饮酒后停止或减少饮酒量,在数小时后出现手、舌或眼睑震颤,并有恶心或呕吐、失眠、头痛、焦虑、情绪不稳和自主神经功能亢进,如心跳加快、出汗、血压增高等,少数患者可有短暂性幻觉或错觉。②震颤谵妄(alcohol withdrawal delirium)。长期大量饮酒者如果突然断酒,大约在 48h后出现震颤谵妄,表现为意识模糊,分不清东西南北,不识亲人,不知时间,有大量的知觉异常,如常见形象歪曲而恐怖的毒蛇猛兽、妖魔鬼怪,患者极不安宁、情绪激越、大喊大叫。另一重要的特征是全身肌肉粗大震颤,伴有发热、大汗淋漓、心跳加快,部分患者因高热、衰竭、感染、外伤而死亡。③癫痫样发作(epileptic attack)。多在停饮后 12~48h 出现,多为大发作。

(3)记忆及智力障碍:长期大量饮酒者,由于饮食结构发生变化,食欲缺乏,不能摄入足够量的维生素、蛋白质、矿物质等身体必需物质,常还伴有肝功能不良、慢性胃炎等躯体疾病,所以酒依赖者身体状况较差,贫血、营养不良者并不少见。长期的营养不良状态势必影响脑神经的结构及功能。

酒精依赖者脑功能障碍的特有症状之一是记忆障碍,称为 Korsakoff 综合征,主要表现为记忆障碍、虚构、定向障碍三大特征,患者还可能有幻觉、夜间谵妄等表现。

Wernicke 脑病是由于维生素 B_1 缺乏所致,表现为眼球震颤、眼球不能外展和明显的意识障碍,伴定向障碍、记忆障碍、震颤谵妄等,大量补充维生素 B_1 可使眼球的症状很快消失,但记忆障碍的恢复较为困难,一部分患者转为 Korsakoff 综合征,成为不可逆的疾病。

酒精性痴呆(alcohol dementia)指在长期、大量饮酒后出现的持续性智力减退,表现为短期、长期记忆障碍,抽象思维及理解判断障碍,人格改变,部分患者有皮层功能受损表现,如失语、失认、失用等。酒精性痴呆一般不可逆。

(4)其他精神障碍:①酒精性幻觉症(alcohol hallucinosis)为慢性酒依赖患者所出现的持久的精神病性障碍,也可能是酒依赖者突然停饮后(一般在48h后)出现器质性幻觉,表现在意识清晰状态下出现生动、持续的视听幻觉。②酒精性妄想症(alcohol delusional disorder)主要表现为在意识清晰状况下的妄想状态,特别是嫉妒妄想。③人格改变(personality change),指患者只对饮酒有兴趣,变得自我中心,不关心他人,责任心下降,说谎等。

第二节　精神活性物质所致精神障碍康复治疗

一、康复评定

(一)生理功能评定

1.疼痛　可以采用目测类比测痛法(visual analogues scal,VAS)测定,是目前临床上最常用的疼痛评定方法,它采用一条10cm长的直尺,称为VAS尺,面向医生的一面标明0～10完整的数字刻度,面向患者的一面只在两端标明有0和10的字样,0端代表疼痛无缓解,10端代表疼痛完全缓解,直尺上有可移动的游标。患者移动游标至自己认为的疼痛所处位置时,医生立即在尺的背面看到表示疼痛缓解强度的具体数字(长度的厘米数,可精确到毫米),省去了第二次测量长度的麻烦。精神活性物质所致精神障碍患者常伴有多种心因性疼痛,此方法简单易行,常用于评估康复期患者的疼痛缓解程度。

2.营养状态的评定　精神活性物质依赖患者多伴有营养不良,进行营养状态的评定很重要,包括肱三头肌部位皮肤皱褶厚度、上臂中段臂围、体重指数、血细胞比容、血白蛋白、血清转铁蛋白、淋巴细胞、血脂等测量。

3.运动功能评定　包括肌力、肌张力、肌耐力等评定。具体方法参见教材《康复功能评定学》第八章、第九章(王玉龙主编,人民卫生出版社,2013)。

4.性功能评定　具体方法参见教材《康复功能评定学》第十八章(王玉龙主编,人民卫生出版社,2013)。

(二)心理功能评定

心理功能评定包括成瘾严重程度指数量表、人格障碍评估、认知功能评定等。

成瘾严重程度指数量表是半结构式访谈问卷,由美国宾夕法尼亚州立大学医学院成瘾研究中心的Mclellan等人在1980年开发,包括药物依赖者的医疗、就业、毒品使用、酒精滥用、违法犯罪、家庭社会关系和精神状况7个分量表。每个分量表包含了严重程度评分和综合分数两部分。调查员根据每一分量表中获得的客观信息(如存在问题的数量、严重程度、持续存在的时间等)以及自我评价等,对其每一方面的严重程度作出评判。评分从0～9分为10个等级,分数越高,药物依赖者的问题越严重。7个分量表分别都有相应的综合分数,其范围为0～1,越接近0,表明药物依赖者这一部分的问题越小;反之,越接近1,问题越大。综合分数主要用于评价治疗前后药物依赖者各方面的改变,从而判断治疗有无效果。

人格障碍评估可采用五大人格问卷(NEO)、气质和特性因素问卷(TCI)、Zuckerman-Kuhlman人格问卷(ZKPQ)、明尼苏达多相人格检查表(MMPI)等。

认知功能常用的评定量表有简易精神状态检查量表(mini mental state examination,MMSE)、韦氏记忆量表(Wechsler memory scale,WMS)、修订的长谷川智能量表(revised Hasegawa's dementia scale,HDS-R)和Alzheimer型痴呆缺陷量表等。

(三)日常生活活动能力评定

日常生活活动能力评定采用改良巴氏指数评定表。

(四)社会参与能力评定

可用社会生活能力概况评定问卷、社会功能缺陷量表及就业能力评估调查表进行评估。

二、功能障碍

(一)生理功能障碍

1.疼痛　药物依赖患者在停药后可能出现全身疼痛。

2.运动功能障碍　一般不影响运动功能。患者可因营养差导致肌力和肌耐力减退,运动功能障碍。

3.性功能障碍　大多数药物依赖患者出现性功能低下或丧失。

(二)心理功能障碍

不同的药物依赖患者心理功能障碍表现不同,但可出现不同程度的智能障碍、人格变化、对药物的精神依赖等。

(三)日常生活活动能力受限

一般患者其日常生活活动不会受限。如果出现严重的戒断症状、智能障碍,则会影响患者的进食、穿衣、行走、个人卫生及购物等日常生活活动能力。

(四)社会参与能力受限

患者的智能障碍、人格变化等会明显影响患者的生活、就业和社会交往等能力。

三、康复治疗

精神活性物质依赖是日渐严重的公共卫生问题。采取综合治疗、积极康复的措施有可能降低其复吸率。康复治疗目标是改善精神活性物质依赖的精神和躯体症状,缓解停止药物后的戒断症状和躯体症状,帮助患者脱瘾,降低复吸率,改善 ADL 能力,提高劳动能力及生活质量。所有精神活性物质依赖患者都适合康复治疗。康复治疗方法主要包括物理治疗、作业治疗、心理治疗、其他康复方法等。

(一)物理治疗

1.低频脉冲电治疗　有研究证明,低频电流能激活中枢阿片肽系统,使之释放内源性阿片肽,能有效地治疗海洛因依赖,并具有安全性高、不成瘾、不依赖的特点,易为患者所接受。治疗可采用 2Hz 和 100Hz 交替的疏密波,能有效缓解停药后的戒断症状。

2.运动疗法　包括肌耐力训练和放松训练。

肌耐力训练能改善机体整体耐力,同时可能减轻药物依赖患者的精神和躯体症状。根据病情选择有氧运动项目,如步行、跑步等,以改善肌力、肌耐力和整体体能。运动每周 3～5 次,每次 30～40min。

放松训练包括肌肉放松和精神放松训练,达到缓解疼痛,改善睡眠,减轻焦虑、紧张与易激惹的目的。可采用对比法、交替法、暗示法、生物反馈神经肌肉刺激治疗以及放松体操等形式。

(二)作业治疗

作业治疗包括 ADL 能力训练、学习行为训练(包括家务活动的训练和一般性教育活动的训练)、职业能力的训练(患者学习或再学习工作技能)、文娱治疗(鼓励患者参加各种文体活动,转移对药物的注意力)。通过作业训练,帮助患者重返社会。具体方法参见第三章。

(三)心理治疗

心理治疗以支持性心理治疗和行为治疗为主。

　　药物依赖患者大多数意志薄弱,缺乏信心,应经常鼓励和支持患者坚持治疗,树立战胜疾病的信心,积极配合治疗。社会、家庭的支持对患者完成治疗与治疗后疗效的巩固有关键作用,康复期必须得到家庭与社会的支持与监督,防止患者重蹈覆辙。

　　行为治疗的方法很多,其核心是奖赏与惩罚。例如厌恶疗法,在患者使用药物时给予不愉快刺激,如疼痛。

(四)其他治疗

　　1.传统医学　有研究证明,针灸可以应用于药物依赖治疗的所有阶段。在脱瘾期针灸用于缓解停药后的戒断症状;在康复期,针灸可以减轻焦虑与紧张,使患者全面放松;在防止复发期,针灸可以降低渴求。

　　2.社区康复　对药物依赖患者,家庭与社会的支持是其完成脱瘾治疗和防止复吸的关键。建立稳定的社会环境、家属有效的监督、结交新朋友、加入精神互助小组等都有利于重建患者的信心,回归社会。

　　3.药物治疗　药物治疗可以缓解戒断症状,或用成瘾性较弱的药物替代来治疗药物成瘾。

　　4.支持治疗　支持治疗可以改善患者的营养状况,减轻戒药时的痛苦,包括使用维生素 B 族、维生素 C、烟酸、能量合剂等。

四、功能结局

　　精神活性物质依赖可引起精神和躯体的损害。使用精神活性物质可带来个人、家庭和社会等问题,造成意外伤害与违法犯罪。患者一旦出现依赖,一般难以自动戒除,需要住院进行治疗。康复治疗的介入,可能改善症状,降低复吸率。

五、健康教育

(一)精神活性物质依赖以预防为主

　　帮助患者加深对精神活性物质的认识,宣传用药不当的危害及后果,让患者意识到精神活性物质依赖的危害性。

(二)教会患者树立自我保护免受伤害的意识

　　事实上,很多人之所以产生精神活性物质依赖,原因在于他们受到同伴的引诱时不能或不会拒绝。教会患者学会抵制同伴压力与如何拒绝的方式很重要。同时增强患者自尊心理等。

(三)取得患者家庭的支持

　　教育家庭成员给予患者支持和监督,家庭成员之间建立良好的沟通,解决家庭问题,而这些问题可能就是促使患者使用药物的原因。

思考题:

　　1.何谓精神活性物质依赖?

　　2.精神活性物质依赖的康复治疗措施包括哪些?

　　3.精神活性物质依赖的健康教育的主要内容是什么?

第七章

精神分裂症康复

第一节 精神分裂症概述

19世纪中叶以来,欧洲精神病学家将精神分裂症的不同症状看成独立的疾病,如法国的Morel(1857)首先报道了一组发病于青少年而有严重智能衰退的患者,并首次应用"早发性痴呆"(démence précoce)一词,认为这些患者有先天性遗传基础。Hecker(1870)对发病于青春期且很快导致愚蠢衰退的患者进行了描述,称之为青春型痴呆(hebephrenia)。Kahlbaum(1874)描述了一种具有特殊精神症状并伴有全身肌肉紧张的精神病,经观察发现并无神经系统的器质性改变,称之为紧张症(catatonia)。直到1896年,Kraepelin在对上述观点进行仔细观察和分析后,将Morel的早发性痴呆、Hecker的青春型痴呆、Kahlbaum的紧张症及结合他本人所观察到的妄想痴呆(dementia paranoids)归纳在一起,统称为"早发性痴呆(dementia praecox)",首次作为一个疾病单元来描述,认为是同一疾病的不同亚型,有共同的临床特点,多起病于青年且以衰退为结局。

20世纪初,瑞士精神病学家E. Bleuler(1911)对本病进行了细致的临床学研究后指出,情感、联想和意志障碍是本病的原发症状,而核心问题是人格的分裂,故提出了"精神分裂(splitting of the mind)"的概念,加之本病的结局并非都以衰退而告终,因此,建议命名为"精神分裂症"。他认为"4A"症状,即联想障碍(abnormal association)、情感淡漠(apathy)、矛盾意向(ambivalence)及内向性(autistic behavior and thinkin)是本病的基本症状,而幻觉、妄想等症状是附加症状,这一观点被其后的多数精神病学家所接受。Bleuler也认为,尽管不同的精神分裂症患者其临床表现具有很大的差异,但均具有相似的病因学和病理生理学基础,是一个单一的疾病单元(a single disease entity)。

Kraepelin和Bleuler的理论为确立精神分裂症的概念奠定了基础,后来的精神病学家在本病的某些方面虽有所补充或发展,但基本观点并无重大变更。

目前,将精神分裂症定义为,一组病因未明的精神病,多起病于青壮年,常有感知、思维、情感、行为等多方面的障碍和精神活动的不协调,一般无意识障碍和明显的智能障碍,病程多迁延。

一、流行病学

精神分裂症可见于各种社会文化和各个地理区域中,其发病率与患病率在世界各国大致相等,终生患病率约为1%。有作者对46个国家发表于1965—2002年的188项研究进行了系统回顾,认为该病的时点患病率和终生患病率的中位值分别为4.6‰和7.2‰。另外,对33个国家发表于1965—2001年的160项研究结果的系统回顾分析,发现该病的年发病率中位值为0.15‰,平均值为0.24‰。总体来看,精神分裂症患病率男女大致相等,性别差异主要体现在初发年龄和病程特征上。90％的精神分裂症起病于15～55岁,发病的高峰年龄段男性为10～25岁,女性为25～35岁。与男性不同,中年是女性的第二个发病高峰年龄段,3％～10％的女性患者起病于40岁以后。多数随访研究支持女性患者总体预后好于男性,原因可能与男性患者罹患更多的脑损伤以及与雌激素的保护作用等有关。精神分裂症患者发展成物质依赖,尤其是尼古丁依赖的危险性明显增加,国外资料显示,约90％的患者共患尼古丁依赖。此外,精神分裂症患者遭受躯体疾病(尤其是糖尿病、高血压及心脏疾病)和意外伤害的概率也高于常人,平均寿命缩短8～16年。

我国1993年的全国流行病学调查资料显示,精神分裂症的终生患病率为6.55‰,与1982年的流行病学调查结果(5.69‰)相比差别不大。浙江省(2001年)的流行病学调查资料显示,15岁及以上人群精神分裂症的时点患病率为3.01‰,而河北省(2004年)的流行病学调查资料显示,18岁及以上人群精神分裂症的时点患病率为5.46‰,终生患病率为6.62‰。国内的大多数流行病学调查资料都提示女性患病率略高于男性,城市患病率高于农村。同时发现,无论城乡,精神分裂症的患病率均与家庭经济水平呈负相关。

由于精神分裂症常起病于成年早期,其明显的功能损害和慢性化的病程对医疗资源的消耗、患者本人及家属的劳动生产力损失非常巨大。世界卫生组织(WHO)联合世界银行和哈佛大学公共卫生学院采用残疾调整生命年(DALYS)来估算,2000年,在15～44岁年龄组人群中常见的135种疾病或健康状况中,精神分裂症位列总的疾病负担的第八位,占总疾病负担的2.6‰。如果以因残疾而丧失的生命年计算,精神分裂症位列第三。在发达国家,因精神分裂症导致的直接花费占全部卫生资源花费的1.4‰～2.8‰,约占所有精神疾病花费的1/5。

二、病因与病机

(一)遗传

国内外大量有关精神分裂症的家系调查发现,双生子及寄养子研究均发现遗传因素在本病的发生中起重要作用。若与患者血源关系越近、亲属中患病的人数越多,则患病的风险越大。精神分裂症先证者的一级亲属的平均患病率为父母5.6％,同胞10.1％,子女12.8％,均较普通人群的患病率(0.9％)高。单卵双生子(MZ)的同病率(约为50％)至少为双卵双生子(DZ)的3倍,为普通人群的40～60倍;寄养子(将单卵双生子分开抚养,将精神分裂症患者的子女由正常家庭抚养,或将正常人的子女由患有精神分裂症的父亲或母亲抚养)研究亦提示遗传因素在本病的发生中起主导作用。

精神分裂症是一个遗传学模式复杂、具有多种表现型的疾病,确切的遗传模式不清。近年来,分子遗传学的连锁与关联分析的大量研究提示,以下染色体位点与精神分裂症的发生密切相关,即6p24-p22,6q13-926,10p15-p11,13q32,22q12-q13,1q32-q41,5q31,6q25.2,8p21,8p23.3,10q22和10q25.3-q26.3等。对这些染色体位点的进一步分析提示,目前最可能成为精神分裂症致病候选基因的是:精神分裂症1断裂基因(DISC1)、代谢型谷氨酸受体3基因(GRM3)、儿茶酚氧位甲基转移酶(COMT)基因、神经调节蛋白基因(neuregulin-1,NRG1)、G蛋白信号调节基因(RGS4)及D-氨基酸氧化酶激动子基因DAOA(G72/G30)等。研究还显示,这些基因对精神分裂症的易感性起了部分作用。然而,究竟还有哪些基因参与精神分裂症的发生、这些基因之间是如何相互作用的以及这些基因所产生的蛋白质是如何影响精神分症的病理生理过程的,对于这类问题,至今尚无一致性结论。

(二)神经发育

精神分裂症的发生可能与神经发育异常有关。精神分裂症的神经发育假说认为:由于遗传因素(易感性)和某些神经发育危险因素[妊娠期与出生时的并发症、妊娠期间暴露于流感病毒或母爱剥夺、Rhesus(Rh)因子不相容、冬季出生等]的相互作用,在胚胎期大脑发育过程就出现了某种神经病理改变,主要是新皮质形成期神经细胞从大脑深部向皮层迁移过程中出现了紊乱,导致心理整合功能异常。其即刻效应并不显著,但随着进入青春期或成年早期,在外界环境因素的不良刺激下,导致了精神分裂症症状的出现。精神分裂症神经发育异常的证据可概括如下:

脑解剖和神经病理学研究发现,精神分裂症患者有边缘系统和颞叶结构的缩小,半球不对称;精神分裂症患者的海马、额叶皮层、扣带回和内嗅脑皮层有细胞结构的紊乱,推测是在脑发育阶段神经元移行异位或分化障碍造成,破坏了皮层联络的正常模式,这些脑结构改变的同时不伴有神经系统退行性改变的特征,故其组织学改变更倾向于神经发育源性。

脑影像学研究发现,部分患者有脑室(尤其是侧脑室和第三脑室)扩大和脑皮质萎缩,脑结构的变化在病前就明显存在,与神经发育损害一致;部分患者有额叶功能低下,表现为,与正常人群比,在认知刺激作用下,额叶代谢低下、血流不足、激活较差,且与病前的神经心理缺陷(执行功能)有关;不少研究者发现,脑部的上述影像学改变也见于患者的一级亲属,与病程及药物治疗无关;在单卵双生子的研究中,发病的个体脑室扩大较未发病者明显。以上这些发现提示遗传因素可能是构成精神分裂症患者脑结构发育异常的基础。

临床研究发现,神经发育异常的外部表现体现在以下几方面:①病前轻度躯体异常,常见的有腭部升高,上眶凹陷或突出,内眦赘皮,眼裂下斜,鼻翼不对称,唇耳距离增加,嘴的宽度减小,耳廓突出,耳叶小,手掌长,小指内屈,通贯掌等。②社会适应与个性特征异常,体现在童年期表现出发育延缓,并有认知障碍,语言智商和操作智商的成绩较差,尤其是有语言发育迟缓和面部异常运动者,预示有可能发生精神分裂症;部分患者病前(儿童期)表现体育、品行成绩较差,而且常缺课,朋友少,孤独倾向增加,社交自信感较低及社交焦虑感增强等。③神经功能异常。神经系统体征主要表现在运动协调、感觉统合和神经反射的形成等方面,如大多研究发现精神分裂症患者的眨眼频率增快,平稳眼跟踪(smooth pursuit tracking)异常;视觉或听觉诱发电位测验提示患者一般有脑的警觉水平下降,但有妄想的患者则处于过度警觉状态,如P300波幅降低和两侧不对称以及对视觉和听觉刺激的反应延迟。④神经心理异常。大量研究显示,精神分裂症患者的神经心理测验结果类似于脑器质性精神障碍患者的结果,只是程度较轻。患者在注意、记忆、智能、概念的形成与抽象等方面均有或轻或重的损害,其中以语义记忆(semantic memory)、执行功能和注意受损更为明显。

(三)神经生化

精神分裂症神经生化基础方面主要有四个假说。

1. 多巴胺(DA)假说　　此假说在20世纪60年代提出,即认为精神分裂症是中枢DA功能亢进,或由于DA受体增加导致对DA的敏感性增加所致。支持该假说的证据主要包括长期使用促进多巴胺释放剂,如苯丙胺,会使正常人产生幻觉和妄想;抗精神病药物因拮抗多巴胺D_2受体而对精神分裂症的阳性症状有效;大量研究提示,精神分裂症患者血清DA的主要代谢产物高香草酸(HVA)增高,尸体脑组织中DA或HVA高于对照组;PET研究发现,未经抗精神病药物治疗的患者纹状体D_2受体数量增加等。然而,DA亢进假说不能解释精神分裂症其他方面的表现(如阴性症状和认知缺陷等),新近的研究提示,前额叶 DA 功能低下可能与患者的阴性症状和认知缺陷有关。

2.谷氨酸假说　精神分裂症谷氨酸假说包括三个方面:其一是中枢谷氨酸功能不足可能是精神分裂症的病因之一。因为谷氨酸受体拮抗剂,如苯环利定(phencyclidine,PCP)可在受试者身上引起幻觉、妄想及情感淡漠、退缩等症状。谷氨酸是皮层神经元重要的兴奋性递质,脑发育早期突触的形成、突触的维持及突触的可塑性均受到谷氨酸的影响。相当多的证据表明,与正常人群相比,精神分裂症患者大脑某些区域(如中颞叶)谷氨酸受体亚型减少,抗精神病药物的作用机制之一就是增加中枢谷氨酸功能。其二,不少研究认为精神分裂症的多巴胺功能异常是继发于谷氨酸神经元调节功能紊乱这一基础之上的。其三,目前已经发现的精神分裂症易感基因都与谷氨酸传递有关。

3.5-羟色胺(5-HT)假说　该假说源于 5-HT 激动剂麦角胺二乙酰胺(LSD)能导致幻觉。近年来由于非典型(新型)抗精神病药,如利培酮、奥氮平等在临床上的应用,而使 5-HT 在精神分裂症病理生理机制中的作用再次受到重视。这类药物除了对中枢 DA 受体有拮抗作用外,还对 5-HT$_{2A}$ 受体有很强的拮抗作用。5-HT$_{2A}$ 受体可能与情感、行为控制及 DA 调节释放有关。5-HT$_{2A}$ 受体激动剂可促进 DA 的合成和释放,而 5-HT$_{2A}$ 受体拮抗剂可使 DA 神经元放电减少,并能减少中脑皮层及中脑边缘系统 DA 的释放,这与非典型抗精神病药的抗精神病作用及锥体外系反应的减少均有关系。尸体检查和脑功能影像学研究发现,精神分裂症患者额叶皮质 5-HT$_{2A}$ 受体表达下降,进一步支持 5-HT 在精神分裂症发病中的病理生理作用。

4.γ-氨基丁酸(GABA)假说　GABA 是脑内主要的抑制性神经递质。GABA 与精神分裂症有关的理由如下:首先,患者大脑皮质 GABA 合成酶(谷氨酸脱羧酶)水平下降;其次,一种特殊类型的 GABA 能神经元(其中包含微清蛋白)的密度及其突触末梢均减少;其三,GABA 受体表达异常。此外,N-甲基-D-天冬氨酸受体拮抗剂的致精神病效应可能与 GABA 的释放增加有关。

除了上述四种主要的神经递质外,精神分裂症可能还与其他物质如神经肽、肾上腺素、乙酰胆碱、第二信使等的改变和(或)这些物质间的相互作用有关。不过,以上所述的神经递质的变化是疾病的原因还是结果,是相关因素还是伴随状态,它们之间是单独致病还是相互作用致病,至今尚无定论。

(四)心理社会因素

尽管不少研究表明精神分裂症的发生与心理社会因素有关,但至今为止,尚未发现任何能决定发生精神分裂症的心理社会因素。某些应激事件确实使健康人导致了精神异常,但这种异常更多的是应激所致精神障碍。目前的观点认为,心理、社会因素可以诱发精神分裂症,但最终的病程演变常不受先前的心理因素所左右。可能与精神分裂症发生有关的常见社会心理因素包括文化、职业和社会阶层、移民、孕期饥饿、社会隔离与心理社会应激事件等。

三、临床表现

精神分裂症的临床症状复杂多样。前述症状学章节中所描述的各种精神症状均可能见于不同的精神分裂症患者中,只是出现的频率不一。不同个体、不同疾病类型、处于疾病的不同阶段其临床表现可有很大差异。不过,这类患者均具有感知、思维、情感、意志及行为的不协调和脱离现实环境的特点。

（一）前驱期症状

前驱期症状是指在明显的精神症状出现前，患者所出现的一些非特异性的症状。这些症状不具有特异性，在青少年中并不少见，但更多见于发病前。最常见的前驱期症状可以概括为以下几方面：①情绪改变：抑郁，焦虑，情绪波动，易激惹等；②认知改变：出现一些古怪或异常观念，学习或工作能力下降等；③对自我和外界的感知改变；④行为改变：如社会活动退缩或丧失兴趣，多疑敏感，社会功能水平下降等；⑤躯体改变：睡眠和食欲改变，乏力，活动和动机下降等。由于此时的患者在其他方面基本保持正常，且常常对这些症状有较为合理化的解释，故处于疾病前驱期的这些表现常不为家属重视。

（二）显症期症状

自20世纪80年代中期以来，因子分析技术广泛用于评估精神分裂症的症状表现。大量的研究提示，精神分裂症患者存在以下五个症状维度（亚症状群）：幻觉、妄想症状群，阴性症状群，瓦解症状群（disorganization symptoms），焦虑抑郁症状群及激越症状群。其中，前三类症状对诊断精神分裂症特异性较高。

1. 阳性症状　阳性症状是指异常心理过程的出现。公认的阳性症状包括幻觉、妄想及紊乱的言语和行为（瓦解症状）。

（1）幻觉：幻听、幻视、幻嗅、幻味、幻触在精神分裂症患者中均可出现，然而听幻觉最常见。幻听可以是非言语性的，如听到虫鸣鸟叫，车船、机器的隆隆声或音乐声等；也可以是言语性的，如听到有人在喊自己的名字，或听到某个人或某些人的秽语或议论，或听到来自神灵或外星人的讲话。一般来说，在意识清晰状态下出现评论性幻听、争论性幻听或命令性幻听常指向精神分裂症。幻听还可以以思维鸣响的方式表现出来，即患者所进行的思考都被自己的声音读出来。

幻视亦较常见，而幻嗅、幻味和幻触则不常见。这类幻觉一旦出现，则要首先考虑是否由于躯体疾病、中毒、物质滥用或脑器质性疾病所致。有的患者可能出现内脏幻觉，如大脑烧灼感、血管的冲动感或骨髓切割感等。

精神分裂症的幻觉体验不管是清晰具体还是朦胧模糊，多会给患者的思维、情绪和行动带来不同程度的影响。在幻觉的支配下，患者可能做出违背本性、不合常理的举动。

（2）妄想：属于思维内容障碍。绝大多数情况下，妄想的荒谬性显而易见，但患者却坚信不疑。在疾病的初期，部分患者对自己的某些明显不合常理的想法也许还会持将信将疑的态度，但随着疾病的进展，患者逐渐与病态的信念融为一体，并受妄想的影响而做出某些反常的言行。另外，妄想的内容可与患者的生活经历、教育程度与文化背景有一定的联系。如一位在化工行业工作的工程师认为自己喝水的杯子被人做了手脚，每天都会释放出定量的毒药，造成自己慢性中毒；一位老护士认为自己在上次住院时被人注射了艾滋病病毒。妄想是精神分裂症患者出现频率最高的精神症状之一，表现方式多种多样。各种妄想在精神分裂症中出现的频率以及对疾病的诊断价值也各有不同，临床上以被害、关系、嫉妒、钟情、非血统、宗教和躯体妄想等多见。一个患者可表现一种或几种妄想。一般来讲，在意识清晰的基础上出现的原发性妄想、妄想心境、妄想知觉、妄想回忆以及某些离奇古怪的妄想（如坚信某人在自己脑内植入了芯片来监视自己的思想），常提示精神分裂症的诊断。

（3）瓦解症状群：瓦解症状群包括思维形式障碍（disorders of the thinking form）、怪异行为（bizarre behaviors）、紧张症行为（catatonic behaviors）以及不适当的情感。

　　语言形式的思维障碍定义为言语表达中明显的思维形式或思维活动量的紊乱。思维形式障碍按由轻到重的严重程度可表现为病理性赘述、思维散漫、思维破裂及词的杂拌。其他常见的思维形式障碍有语词新作、模仿语言、重复语言、刻板言语、内向性思维(autism)、缄默症、思维中断(插入)、思维云集、思维被夺走、持续语言、逻辑倒错性思维、病理性象征性思维等。这些症状的具体表现与描述,见症状学一章。

　　行为症状可以表现为单调重复、杂乱无章或缺乏目的性的行为,可以是单个肢体的细微运动或涉及躯体和四肢的粗大动作,也可以表现为仪式化的行为(作态),但旁人无法理喻。有的患者表现扮鬼脸,幼稚愚蠢地傻笑或声调、脱衣、脱裤、当众手淫等;有的患者表现违拗,被动服从、模仿动作;有的患者表现意向倒错,吃一些不能吃的东西或伤害自己的身体;有的患者可表现为紧张性木僵和紧张性兴奋。发病年龄早且以行为紊乱症状为主要表现者常与明显的思维障碍有关,也常预示较大的社会功能损害和恶化性的病程。

　　不适当的情感是指患者的情感表达与外界环境和内心体验不协调,表现为一点小事极端暴怒、高兴或焦虑,或表现情感倒错(高兴的事情出现悲伤体验,悲伤的事情出现愉快体验),或表现持续的独自发笑,或表现幻想性质的狂喜狂悲、宗教性的极乐状态等。

　　2.阴性症状　　阴性症状是指正常心理功能的缺失,涉及情感、社交及认知方面的缺陷。2016年,由美国国立精神卫生研究所(NIMH)组织的专家建议以下五条为精神分裂症的阴性症状条目,其中意志减退和快感缺乏是最常见的阴性症状。

　　(1)意志减退(hypobulia):患者从事有目的性的活动的意愿和动机减退或丧失。轻者表现为安于现状,无所事事,对前途无打算、无追求、不关心,个人卫生懒于料理。重者终日卧床少动,孤僻离群,行为被动,甚至个人生活不能自理,本能欲望也缺乏。

　　(2)快感缺乏(anhedonia):表现为持续存在的、不能从日常活动中发现和获得愉快感,尤其是对即将参与的活动缺乏期待快感(anticipatory pleasure)。期待快感的缺乏会降低患者参与活动的动机。约半数精神分裂症患者有此症状。

　　(3)情感迟钝(affective blunting):表现为不能理解和识别别人的情感表露和(或)不能正确地表达自己的情感。患者在情感的反应性、面部表情、眼神接触、体态语言、语音语调、亲情交流方面均存在缺陷。此症状是社会功能不良、治疗效果差的重要预测因子。男性患者、起病年龄早、病前功能不良者多见此症状。

　　(4)社交退缩(social withdrawal):包括对社会关系的冷淡和对社交兴趣的减退或缺乏,表现为少与家属与亲友交往,兴趣下降,难以体会到亲情与友爱,不主动参与社交活动。

　　(5)言语贫乏(alogia):属于阴性的思维障碍,即言语的产生减少或缺乏,表现为言语交流减少,回答问题内容空洞、简单,严重者几乎没有自发言语。如果患者的语量不少但内容空洞、单调、缺乏意义则属于瓦解症状,多见于精神分裂症青春型。

　　3.焦虑、抑郁症状　　大多数精神分裂症患者在其疾病过程中会体验到明显的抑郁和焦虑情绪,尤以疾病的早期和缓解后期多见,不过,临床医生和家庭成员常常被患者外显的精神病性症状所吸引而对此类症状重视不够。精神分裂症患者的抑郁、焦虑症状可能属于疾病的一部分,也可能是继发于疾病的影响、药物不良反应和患者对精神病态的认识和担心。以阴性症状为主要表现的患者较少出现焦虑抑郁情绪。焦虑抑郁情绪的出现,一方面提示患者有较少的阴性症状,另一方面也提示患者发生自杀行为和物质滥用的可能性增加,需要特别注意。

　　4.激越症状　　主要表现为攻击暴力和自杀两种情况。

　　(1)攻击暴力(violence):部分患者可表现为激越,冲动控制能力减退及社交敏感性降低,严重者可出现冲动攻击与暴力行为。一般认为,精神分裂症患者发生攻击暴力行为的可能性比常人大 4 倍,但精神分裂症患者成为攻击暴力受害者的可能性远比常人要大。研究还发现,精神分裂症患者发生严重凶杀行为的可能性并不比常人高。暴力攻击行为的高危因素包括:男性患者病前存在品行障碍、反社会型人格特征,共患物质滥用以及幻觉妄想的支配等。而预测攻击暴力行为的最佳因子是既往的攻击、暴力行为史。

(2)自杀:20%~40%的精神分裂症患者在其疾病过程中会出现自杀企图。以往认为,约10%的患者最终死于自杀,而新近的荟萃分析表明,最终死于自杀者约为 5%。引起自杀最可能的原因是抑郁症状,而虚无妄想、命令性幻听、逃避精神痛苦等则是常见的促发因素。自杀行为多在疾病早期,或在患者刚入院或出院不久时发生。

5.定向、记忆和智能　精神分裂症患者对时间、空间和人物一般能进行正确的定向,意识通常是清晰的,一般的记忆和智能没有明显障碍。慢性衰退患者,由于缺乏社会交流和接受新知识,可有智能减退。近年来的一个重要研究进展就是再次发现精神分裂症认知缺陷的严重性。作为一个群体,精神分裂症患者表现出一系列较高级的认知功能缺陷,包括注意、执行功能、工作记忆、情节记忆(episodic memory)、抽象概括和创造力等方面。也有不少研究认为,认知缺陷是一种素质特征而非疾病的状态特征,是精神分裂症的核心症状或内表型。因此,改善认知成为目前治疗干预的重要目标之一。

6.自知力　自知力缺乏是影响治疗依从性的重要原因。临床医生应仔细评估患者自知力的各个方面。自知力评估有利于治疗策略的制订。

四、临床分型

当疾病发展到一定阶段,根据患者的主要临床相可分成若干类型,不同的类型除临床表现有差别外,起病形式、病程经过均有所不同,当然,也许还有病因学的不同。临床分型对药物选择、预后估计及病因学研究有一定的指导意义。

(一)单纯型

单纯型(simplex type)较少见,约占精神分裂症患者的 2%。多为青少年起病,病情进展缓慢,持续。以阴性症状为主症,极少有幻觉妄想,或仅出现一过性幻觉妄想。表现为逐渐加重的孤僻离群,被动退缩,生活懒散,对工作学习的兴趣日益减少,缺乏进取心,本能欲望不足。情感日益淡漠,冷淡亲友,对情绪刺激缺乏相应的反应。此型患者早期常不易被觉察,或被认为是"不求上进""性格不够开朗"或"受到打击后意志消沉"等,往往在病程多年后才就诊。治疗效果较差。

(二)青春型

青春型(hebephrenic type)常为青年期起病,起病常为急性或亚急性,以思维、情感和行为不协调或解体为主要临床表现。表现为思维破裂,言语零乱,话多,内容荒谬,情感不协调,喜怒无常,表情做作,好扮鬼脸、傻笑,行为幼稚愚蠢奇特,动作杂乱多变。常有本能活动亢进(性欲、食欲),意向倒错(吃脏东西,如大小便、痰),可出现生动幻觉,而妄想却片段且内容荒谬多变,亦可出现象征性思维。病情进展较快,可有波动,甚至有短暂的自发缓解,但易复发。既往认为此型易于衰退,目前发现,只要系统治疗、维持服药,可望获得较好预后。

(三)紧张型

紧张型(catatonic type)患者目前少见。大多起病于青、中年,起病较急,常表现紧张性兴奋和紧张性木僵交替出现,亦可单独发生,以木僵为多见。紧张性木僵表现为运动抑制,轻者动作缓慢,少语少动(亚木僵),重者终日卧床,不语不动,对周围刺激无反应,唾液留在口中都不咽不吐。患者肌张力高,有时出现蜡样屈曲。可出现被动服从,主动性违拗,模仿动作和模仿言语。患者意识清,能感知周围事物,病后能回忆。常持续数周至数月。幻觉妄想少见。紧张性兴奋:突然发生,行为冲动不可理解,言语内容单调刻板,行为无目的性,可出现伤人、毁物行为。持续时间可为数小时至数周。紧张性兴奋可自发缓解,或转入木僵状态。此型预后较好。

(四)偏执型

约半数精神分裂症是偏执型(paranoid type)。临床表现以相对稳定的妄想为主,往往伴有幻觉(特别是幻听)。多中年起病,缓慢发展,初起多疑敏感,逐渐发展成妄想,以关系、被害妄想最多见。妄想内容多离奇、荒谬、脱离现实,妄想的范围常逐步扩大,泛化,不少患者常几种妄想同时存在。幻觉以讽刺、批评、评议、威胁、命令等使人不愉快的内容多见。患者在妄想、幻觉的支配下表现出相应的行为,如闭门不出、恐惧不安、报复、跟踪等。大多数患者不愿暴露自己的病态体验,沉湎于妄想或幻觉体验之中,行为孤僻,不与外界接触。部分患者由于起病缓慢隐蔽且保持了部分工作能力,人格变化轻微而常不易被人发现。此型自发缓解者少见,如能尽早系统治疗,预后较好。

(五)未分化型

未分化型(undifferentiated type)是指患者符合精神分裂症的诊断标准,有明显的阳性症状,但又不符合上述论及的任何类型的一组患者。

(六)残留型

残留型(residual type)是指过去符合精神分裂症诊断标准,目前主要表现为阴性症状而无阳性症状的波动,病期一年以上的慢性精神分裂症。

(七)精神分裂症后抑郁

精神分裂症后抑郁(post schizophrenia depression)指患者在过去一年内曾符合精神分裂症的诊断,目前病情好转但未痊愈时出现抑郁症状,且抑郁情绪持续2周以上,此时可残留有精神症状,一般以阴性症状多见。抑郁症状可能存在以下几种病因:是疾病本身症状的组成部分,起初可能被其他主要症状所掩盖,当那些主要症状控制后而显现出来;是患者对疾病认识产生的心理反应;是药物的副作用所致。尽管患者的抑郁程度常为轻、中度,但自杀的危险性增高,应予注意。

五、诊断与鉴别诊断

精神分裂症诊断的效度与信度问题至今远未解决,目前的注意点仅停留在概念和理论层面上。

(一)诊断要点

精神分裂症的诊断应结合病史、临床症状、病程特征及体格检查和实验室检查结果来作出,典型病例诊断一般不难。

1.症状特点　尽管目前尚无能特异性地标示为精神分裂症的特征性症状,但出于实践的目的,诊断标准对某些症状或症状群的界定对作出诊断有特殊意义。一般来说,患者在意识清晰的基础上(少数急性起病的患者可有意识障碍)出现下述症状就要想到精神分裂症的可能，出现的症状条目越多，诊断的信度和效度就越高：

(1)思维鸣响、思维插入或思维被撤走以及思维被广播。

(2)明确涉及躯体或四肢运动，或特殊思维、行动或感觉的被影响、被控制或被动妄想；妄想性知觉。

(3)对患者的行为进行跟踪性评论，或彼此对患者加以讨论的幻听，或来源于身体一部分的其他类型的听幻觉。

(4)与文化不相称且根本不可能的其他类型的持续性妄想，如具有某种宗教或政治身份，或超人的力量和能力(例如能控制天气，或与另一世界的外来者进行交流)。

(5)伴有转瞬即逝的或未充分形成的无明显情感内容的妄想、或伴有持久的超价观念、或连续数周或数月每日均出现的任何感官的幻觉。

(6)联想断裂或无关的插入语，导致言语不连贯，或不中肯或词语新作。

(7)紧张性行为，如兴奋、摆姿势，或蜡样屈曲、违拗、缄默及木僵。

(8)阴性症状，如显著的情感淡漠、言语贫乏、情感反应迟钝或不协调，常导致社会退缩及社会功能的下降，但必须澄清这些症状并非由抑郁症或神经阻滞剂治疗所致。

(9)个人行为的某些方面发生显著而持久的总体性质的改变，表现为丧失兴趣、缺乏目的、懒散、自我专注及社会退缩。

2.病程特点　精神分裂症大多为持续性病程，仅少部分患者在发作间歇期精神状态可基本恢复到病前水平。既往有类似发作者对诊断有帮助。首次发作患者通常要求在一个月或以上的大部分时间内确实存在上述症状条目1~4中至少一个(如不甚明确常需两个或多个症状)或5~8中来自至少两组症状群中的十分明确的症状。第9条仅用于诊断单纯型精神分裂症，且要求病期在一年以上。

3.其他特点　家族中特别是一级亲属有较高的同类疾病的阳性家族史，躯体和神经系统检查以及实验室检查一般无阳性发现，脑影像学检查和精神生化检查结果可供参考。如患者存在严重的抑郁或躁狂症状则不应诊断为精神分裂症，除非已明确精神分裂症症状出现在心境障碍之前。如精神分裂症症状与情感性症状同时发生并且达到均衡，那么即使精神分裂症症状已符合精神分裂症的诊断标准，也应诊断为分裂情感性障碍。如存在明确的脑疾病或处于药物中毒或药物戒断期，则不应诊为精神分裂症。

(二)鉴别诊断

在精神科临床上，精神分裂症的诊断实际上是依靠排除法作出的。临床上常需与以下疾病鉴别：

1.躯体疾病、脑器质性疾病所致精神障碍　理论上讲，凡能引起大脑功能异常的疾病均能出现精神症状，尤其当颞叶和中脑受到损伤时。不过这类疾病有以下共同特点可与精神分裂症相鉴别：①躯体疾病与精神症状的出现在时间上密切相关，病情的消长常与原发疾病相平行；②患者多在意识障碍的背景下出现，幻觉常以幻视为主，症状可有昼轻夜重，较少有精神分裂症的"特征性"症状，某些患者由于病变的部位不同，还会有相应的症状表现；③体格检查多少可找出某些阳性体征；④实验室检查常可找到相关证据。只要临床医生不掉以轻心，鉴别不难。

2.药物或精神活性物质所致精神障碍　某些精神活性物质(如兴奋剂、酒精、阿片类等)及治疗药物(如激素类、抗帕金森病药等)的使用可导致精神症状的出现。鉴别时考虑：有确定的用药史,精神症状的出现与药物使用在时间上密切相关,用药前患者精神状况正常,症状表现符合不同种类药物所致(如有意识障碍、幻视等)精神障碍的特点。

3. 某些神经症性障碍 部分精神分裂症患者,尤其是疾病早期,常出现焦虑、抑郁、神经衰弱和强迫症的症状。鉴别要点:①神经症的患者自知力充分,患者完全了解自己的病情变化和处境,求治心切,情感反应强烈。而精神分裂症患者早期虽可有自知力,但却不迫切求治,情感反应亦不强烈,精神分裂症患者的强迫症状内容有离奇、荒谬、多变和不可理解的特点,摆脱的愿望不强烈,痛苦体验不深刻。②仔细的病史询问和检查可发现精神分裂症的某些症状,如情感淡漠迟钝、行为孤僻退缩等。③一时难以诊断则需要一定时间的随访观察,对药物的治疗反应也可提供参考线索。

4. 心境障碍 严重抑郁患者思维迟缓,行为动作减少,有时可达亚木僵或木僵的程度,此时需与紧张性木僵鉴别。然而,两者有本质的不同。抑郁患者的情感不是淡漠,耐心询问可得某些简短、切题的回答,患者的表情动作虽缓慢,但眼神常流露出忧心忡忡和欲语却难以表达的表情,表明患者与周围仍有情感上的交流。而紧张性木僵的患者不管你作多大的努力,均不能引起患者作一些相应的应答和情绪反应,患者表情淡漠,不语不动,或伴有违拗和紧张性兴奋。

部分起病较急的精神分裂症患者可表现兴奋躁动,行为动作增多,需与躁狂患者相鉴别。躁狂患者情感活跃、生动,有一定感染力,外部表现反映其思维活动,与外部环境亦协调,保持着与周围人情感上的交流;躁狂患者常主动接触别人,情绪变化与外部刺激反应一致。而精神分裂症患者表现为不协调的精神运动性兴奋,虽然行为动作多,但情绪并不高涨,表情常呆板淡漠,动作单调而杂乱,有时怪异,与环境刺激不协调,且还有精神分裂症的其他症状,如思维破裂、幻觉妄想等。有一种伴意识障碍的急性躁狂(谵妄性躁狂)患者,可以思维不连贯,行为紊乱不协调,鉴别时则有一定困难,这就需要结合既往病史、病程、症状持续的时间、治疗反应及疾病转归等因素作出判断。

5. 妄想性障碍 此类患者病前常有性格缺陷;妄想结构严密系统,妄想内容有一定的事实基础,是对事实的片面评价和推断的基础上发展而来;思维有条理和逻辑;行为和情感反应与妄想观念相一致;无智能和人格衰退;一般没有幻觉。而精神分裂症偏执型的妄想内容常离奇、荒谬、常人不能理解,有泛化,结构松散而不系统,常伴有幻觉,随着疾病的进展,常有精神或人格衰退。

6. 人格障碍 某些精神分裂症,尤其是青少年起病,病情进展缓慢者会表现出性格特征的改变。鉴别要点是:详细了解患者的生活、学习经历,要追溯到童年时期。人格障碍是一个固定的情绪、行为模式,是一个量的变化,一般无明显的精神病性症状。而精神分裂症的病前病后有明显的转折,情感和行为有质的异常,且具有某些重性精神病性症状。

六、药物治疗

不论是首次发作还是复发的精神分裂症患者,抗精神病药物治疗应作为首选的治疗措施。而健康教育、工娱治疗、心理社会干预等措施应该贯穿治疗的全过程,即目前倡导的全病程治疗。对部分药物治疗效果不佳和(或)有木僵违拗、频繁自杀、攻击冲动的患者,急性治疗期可以单用或合用改良电抽搐治疗(modified electroconvulsive therapy,MECT)。

抗精神病药物治疗原则如下:

1. 一般原则 药物治疗应系统而规范,强调早期、足量(个体化的最低有效剂量)、足疗程、单一用药、个体化用药的原则。治疗应从小剂量开始逐渐加到有效推荐剂量,药物剂量增加速度视药物特性及患者特质而定,维持剂量可酌情减少,通常为巩固治疗期间剂量的 $1/2\sim2/3$(要个体化)。高剂量时应密切评估药物的治疗反应和不良反应,并给予合理的调整。一般情况下不能突然停药。

2.选药原则　药物的选择应根据患者对药物的依从性、个体对药物的疗效、不良反应的大小、长期治疗计划、年龄、性别及经济状况等而定。英国国家卫生医疗质量标准署(The National Institute for health and Clinical Excellence,NICE)指南(2009)建议:在药物治疗时要尊重患者的选择;由于不同个体对相同的抗精神病药物的治疗反应会存在差异,因此很难推荐适合于全部患者的一线抗精神病药物;对于两种不同作用机制的抗精神病药物治疗不佳者,建议选用氯氮平治疗;对于治疗依从性不佳者,可以选择长效制剂治疗。

3.药物治疗程序与时间　治疗程序包括急性治疗期(至少 $4\sim6$ 周)、巩固治疗期(至少 6个月)和维持治疗期。一般来说,维持期治疗时间要根据不同情况而定,对于首发的、缓慢起病的患者,维持治疗时间至少 5 年;急性发作、缓解迅速彻底的患者,维持治疗时间可以相应较短。最终只有不足 1/5 的患者有可能停药。如果决定停药,一定要告知患者和家属复发的先兆症状和应对措施。

4.合并用药　如患者持续出现焦虑、抑郁和敌意等症状,即使抗精神病药物对阳性症状控制较好,仍应合用辅助药物。如患者已接受合适的抗精神病药物治疗,甚至包括了氯氮平,但仍表现持续的阳性精神病性症状,应合用辅助药物(增效药物),或电抽搐(ECT)治疗,或经颅磁刺激治疗,或联合使用不同种类的抗精神病药物,亦可单独应用 ECT 治疗。辅助药物包括苯二氮䓬类、情绪稳定剂、抗抑郁药等。联合用药以化学结构不同、药理作用不尽相同的药物联用比较合适,达到预期治疗目标后仍以单一用药为宜,作用机制相似的药物原则上不宜合用。如果合并用药未出现明显疗效,则要恢复到单一用药或换用其他药物。

5.安全原则　在开始抗精神病药物治疗前均应常规检查血压、心率、血象、肝、肾、心功能、血糖和血脂,并在服药期间要定期复查对比,发现问题及时分析处理。

第二节　精神分裂症的康复治疗

随着康复技术的发展,精神分裂症症状恶化时以治疗、保护性处理为主的医疗正在向复发预防、社会回归促进、慢性化预防为目的的精神康复转化。

一、康复评定

(一)临床症状评定

1.精神残疾分级　精神症状反复持续 1 年以上的患者,在进行康复之前应对患者的精神残疾进行分级评定,常用社会缺陷筛选表进行评定分级。

2.精神症状　可以选用简易精神症状评估量表(brief psychiatric rating scale,BPRS)、阳性症状评估量表(seale for the assessment of positive symptoms,SAPS)、阴性症状评估量表(seale for the assessment of negative symptoms, SANS)、阴性阳性症状评估量表(the positive and negative symptom scale,PANSS)、躁狂抑郁评定量表、焦虑评定量表等。

3.认知与感觉　可用简明智能测验、韦氏记忆量表(Wechsler memory scale,WMS)进行评定。

4.人格与智力评估　可选择明尼苏达多项人格检查表（Minnesota multiphasic personality inventory，MMPI）、韦氏智力量表（Wechsler adult intelligence scale-revised，WAIS-R）等。

(二)生理功能评定

1.躯体健康评估可用躯体健康状况评估表对患者一周来的躯体健康状况进行评估。

2.运动功能评定包括肌力、肌张力、肌耐力等评定。具体方法参见《康复功能评定学》第八章、第九章（王玉龙主编，人民卫生出版社，2013）。

(三)日常生活活动能力评定

日常生活活动能力评定采用改良巴氏指数评定表、日常生活能力量表进行评定。

(四)社会参与能力评定

可用社会生活能力概况评定问卷、社会功能缺陷量表及就业能力评估调查表进行评估。

二、功能障碍

(一)心理功能障碍

存在认知、思维、情感等精神方面的问题，也可以表现出不同类型和程度的意志行为障碍。

(二)生理功能障碍

有基础体力、耐力等躯体方面的问题。

(三)日常生活活动能力受限

慢性衰退期患者，由于精神症状、精神活动衰退常导致日常生活活动能力受限，影响患者的进食、穿衣、行走、个人卫生及购物等日常生活活动能力。

(四)社会参与能力受限

患者的智能障碍、人格变化等会明显影响患者的生活质量，劳动、就业和社会交往等能力。

三、康复治疗

绝大多数精神分裂症患者经过规范治疗后可以消除症状达到临床治愈。但是目前的治疗仅仅只是对症治疗，不能从根本上治愈这种疾病，从远期疗效来看，精神分裂症比较容易复发，慢性迁延，导致精神活动衰退、日常生活活动能力和社会参与能力受限等精神功能残疾。除了药物早期足量治疗外，积极的康复治疗才有可能降低精神功能残疾，恢复原有的工作或学习能力，重建恰当稳定的人际关系。康复治疗的目标是改善精神症状，激活精神动力，恢复社会参与能力，改善 ADL 能力，提高劳动力及生活质量。康复治疗方法主要包括社会功能训练、作业治疗、物理治疗、心理治疗和其他康复方法等。

(一)社会功能训练

精神残疾的核心是社会功能的缺陷。精神分裂症康复的目标就是提高或恢复其原有的社会功能，使其能较好地完成社会角色。因此，社会功能的训练、再训练或重建成为精神分裂症患者康复的最主要内容。

1.个人生活能力的训练　个人生活自理能力包括个人卫生（如刷牙、洗脸、洗澡、理发、洗衣服、刮胡子及更换衣服等）、住处卫生情况、进餐及二便的日常料理情况、梳妆打扮、衣着整洁和作息是否有规律等一系列情况。个人生活自理能力丧失是社会功能缺陷最严重的情况,一个人连生活都不能自理,那么其家庭职能、社交职能及职业职能均将全部丧失。如何调动他们的主动性,以便恢复生活自理能力,将是慢性精神分裂症患者康复的一个主要内容。具体操作见附录"精神疾病康复常用训练方法"。

2.家庭生活技能的训练　家庭生活技能是保持患者家庭职能的重要技能,主要包括以下两个方面:

(1)家庭生活技能:指患者在家庭日常生活中,是否能做到他们应该做的事情,如分担部分家务劳动,参与家庭卫生的打扫,与家属在一起吃饭、聊天、看电视、听音乐等,参与家务事情的讨论,给家庭必要的经济支持等。

(2)对家属的关爱与责任心:对自己的子女、配偶、父母有无亲密的情感活动,对他们的健康、生活、事业和工作是否关心,是否能与他们相互交往、交流意见,能否给予他们情感上或生活上的关心与支持。如已为父母者对子女的身心健康、学习或工作、前途等是否关心,对子女的抚养教育是否尽职尽责,能否关心家庭成员的进步与前途,是否关心家庭生活今后的发展与安排等。未婚患者还应了解他们对择偶的态度和具体打算,恋爱中的患者还应了解与恋爱对象相处的情况。

采取各种干预措施,对于恢复患者的家庭生活技能是至关重要的,这也是为进一步进行社会交往技能康复和职业康复打下坚实的基础。

3.药物治疗的自我管理　通过对患者进行自主服药技能训练,解决用药问题,对防止复发有显著疗效。

4.症状自我监控程式化训练　通过识别、监控复发先兆及处理持续症状的训练,以防止精神疾病的复发。

5.回归社会技能训练　包括:①正确处理来自社会的压力的能力;②正确度过出院后闲暇时间的技能;③正确进行约会和遵守约会的技能;④寻找工作机会的技能的培训;⑤制订每天的活动计划的技能。

6.社交能力训练　社交能力是表达自己的情绪及需求而达到人际交流的目的的所有行为,每个人在社会上均充当一定的角色,都要与人交往,因此社交能力是人的重要的社会功能。社交技能主要表现为与人交往及社会活动的情况。

部分患者社交能力的障碍亦与缺乏社交活动的主动性有关,他们有能力参加各种社交活动,但他们从不主动去进行社会交往活动,而是需要督促和命令才能行动。因此在社会能力康复的实施过程中,提高患者社交能力方面的主动性是一个重要部分。

7.职业能力的的训练　精神病患者病情稳定,经过上述各种训练后,大多数人有参与工作的需求,为此将针对患者的职业需求开展职业康复训练。

(二)作业治疗

精神分裂症患者作业治疗的目标是通过作业活动使患者回到现实生活中来,增加患者对事物的关心和兴趣,体验成功的感觉,利用小组作业活动提高患者的交流能力。

1.早期的作业治疗

(1)安心、安全的保障:急性期患者稍微受到一点刺激就容易引起情绪焦虑和思维紊乱,还可引起活动低下、无反应等状态,因此急性期需要保持安静状态。这个阶段不要强迫患者去做作业活动,可以让患者听一听自己喜欢的音乐,待患者的状况基本稳定后可以试着安排一些闲暇的作业活动。这个时期作业治疗师和患者要保持一对一的关系,或者是利用平行作业的形式,给予患者安心、安全的环境。

在作业治疗开始介入时,向患者说明作业治疗的内容和目的,并且通过向患者的介绍减少患者对无法预测事件的不安。这个时候应该充分保证与患者的接触时间,治疗师应避免让患者出现急躁的情绪。作业治疗师应注意不要随意干预患者的想法,如果他们不能很好地表达自己的心情,不能自己做决定时,作业治疗师可以协助患者表达和做决定。另外,处于急性期的患者往往对离开病房有较大的心理负担,作业治疗师可以到床边去面谈,并注意谈话时声音要小,语气要柔和。

(2)身体感觉的恢复:患者为了不受到伤害而把自己封闭起来,使得身体的各种感知觉退化,对自己身体忽视,很多患者会感到自己和身体是分离的。因此,非常有必要让患者正确意识、接纳自己的身体和自己是一体的真实感觉。在作业活动中,要让患者有意识地感觉在使用自己的身体,同时要有意识地感受他人和自己以外的事物,这样才能慢慢地了解到身体是自己的一部分。

2.恢复前期的作业治疗

(1)接纳、接受的体验:这个时候患者与治疗师已经建立一定的信赖关系。这个时期的治疗目的是通过具体的作业活动,如 ADL 训练、家庭生活技能训练等,使患者恢复基本的生活节律、体验周围的环境和集体归属感。可以先从平行作业形式的作业互动开始,然后再过渡到集体作业形式,让患者渐渐产生和他人之间相互信任、相互依赖的感觉。

(2)作业活动中要让患者逐渐接受以下几点内容:①不能勉强去做做不到的事,应寻找、发现可以发挥自己作用的事。②体验与他人共同进行活动时所共有的经验(共有体验)和共同的情感。③尝试着为他人做点什么(关心他人的体验)。上述三点让患者更多地通过自己正在做或已经做过的事情,体会与他人之间接纳、接受、被接纳或被接受的各种感觉。

3.恢复后期的作业治疗

(1)开始自我认识:这个阶段一般情况下患者已经处于情绪相对稳定和安心的状态,并能自然地与人接触。这时作业活动的目的是使患者了解到自己的能力(自我能力的评估)和回到现实生活中来。在恢复自信心的同时适当地给予少量挫折体验,使他们注意到自己现实的疾病和障碍的存在,主动地寻找应对方法。

他人的帮助和支持有利于患者了解自己的能力和接受现状。作业治疗师在和患者一起进行具体的作业活动的同时,要做到:与本人共同评价和讨论完成作业的能力;通过他人那里得到的承认、注意和激励来明确"自我"的概念;一起考虑在作业过程中本人不喜欢的过程;在面临失败时,通过学习哪些新的方法和手段、做了哪些策略改变,才最终成功等。

为使患者回到现实的世界,作业治疗师可以跟患者一起讨论因为疾病失去的东西和得到的东西、社会上受到的不公正的待遇等问题。作业治疗师可以在讨论现实问题的同时进行一些作业活动、给患者提供宽松的气氛和场所。可以观察到这个时期患者对自己的生活和就业能力评价偏高、甚至有点非现实的感觉,治疗师应注意不要给予过高的期望。

(2)针对自立的准备:为了使患者能回归社会,需要让他们一边学习和掌握一些适合的技术,一边尝试对目前的思维方式和工作方式进行调整,尽可能充分地、灵活地利用一些可利用的社会资源和人力资源。作业治疗师要设法使患者通过具体的作业来体验学习生活技能,尤其要关注以下几方面:在日常生活中的交流能力,如与他人打招呼、问候等;自己的健康管理(包含正确服用药物);重要物品的管理,如银行卡的保管、使用、存取款等;有效利用社会资源,如生活保障医疗保险等制度的利用,街道、社区、职业介绍机构、居委会等政府机关的利用,由政府为精神障碍患者提供的作业场所，街道小作坊等设施的利用，公园、大型百货商场、超市、公共交通设施的利用等；合理膳食；遇到困难时懂得如何寻求帮助。

通过具体的体验去学习这些技能，但是要注意让患者认识到不能追求过快的变化。治疗师也要注意观察患者的进步，避免对他们的期待过大。各种体验和作业的难度，掌握在使他们不感到负担和较大压力的程度为好。

（3）自律生活：真正开始参与社会活动的时候，能够保持良好的心态；当遇到一些小事时，能做到不紧张、不恐惧，并能主动地找到一些相关的设施，如社区俱乐部好朋友之家、门诊中的社区精神工作人员办公室等，就自己的苦闷、烦恼、困难与他们进行沟通和交流，使自己的紧张感和压力得以缓解。

4.维持期的作业治疗　到了维持期症状通常变化不大，这个时期要防止再次发病的同时，努力维持和提高生活质量。

在社区生活中，可根据患者个人的能力和状态，适当利用政府部门提供的设施（如作业小坊、福利性工厂），并有效利用精神障碍患者的相关福利制度。通过有效利用各种设施和制度，患者才能感到无论何时、何地、做何事都有所依赖，这样能使他们对生活有安全感和安心感。

对于那些生活在医疗机构、没有明显症状，但活动非常匮乏的患者来说，由于长时间缺乏与外面世界的接触，他们会出现逃避或害怕与外界接触的情况，长此以往，他们会变得自我封闭，这时作业治疗师要给他们提供一些能维持与现实有关系的作业活动。

（三）物理治疗

1.经颅磁刺激（transcranial magnetic stimulation，TMS）是一种非侵入性的脑刺激，由磁场产生诱发电流，引起脑皮质靶点神经元去极化。经颅直流电刺激（transcranial direct currenstimulation，DCS）也是一种非侵入性脑刺激技术，因无创又极少副作用，具有促进神经再生，调整神经系统功能的作用，可用于精神分裂症患者的康复治疗。

2.运动疗法，包括肌耐力训练和放松训练。

肌耐力训练能改善机体整体耐力的作用，同时可能减轻患者的精神和躯体症状。根据病情选择有氧运动项目，如步行、跑步等，以改善肌力、肌耐力和整体体能。运动每周 3～5 次，每次 30～40min。

放松训练包括肌肉放松和精神放松训练，达到缓解疼痛，改善睡眠，减轻焦虑、紧张与易激惹的目的。可采用对比法、交替法、暗示法、肌肉生物反馈机制以及放松体操等形式。

（四）心理治疗

常用于精神分裂症患者康复的心理社会干预措施有支持性心理治疗、行为治疗和家庭干预等。

1.支持性心理治疗　是心理治疗的基本技术，运用心理治疗的基本原理帮助患者克服情感障碍或心理挫折的治疗方法。支持性心理治疗方法有解释、安慰、鼓励和保证等。

2.行为治疗（社会技能训练）　基于学习理论，运用各种方式训练患者的各种技能，如正确决策和解决问题、处理好人际关系、正确应对应激和不良情绪、一些生活技能训练等。大多数研究认为，本法对减少精神病理症状和再住院无明显疗效，但能使患者获得某些有目的的技能，能改进个体的社会适应能力。

3.家庭干预　家庭干预是患者和家庭成员共同参与，通过心理教育、家庭危机干预、行为治疗等方法，提高患者和家庭成员对疾病的认知能力和抗压能力，帮助患者逐步恢复社会功能,重返社会。

(1)心理教育:目的在于提高患者和监护人对疾病的理解,对高情感表达的家庭成员进行指导。具体内容包括向家庭成员讲解:①疾病的性质、特征;②精神疾病和药物治疗的基本知识;③正确的态度对待患者;④如何为患者提供某些支持(如督促服药);⑤如何分析与解决家庭矛盾冲突等。

(2)家庭危机干预:目的是指导患者及其家庭成员应付应激的方法,减轻患者压力。要求家庭成员做到:①能接受患者精神症状的存在;②能确认可能诱发精神病的应激源;③能预防可能导致下次急性发作的应激源;④能提供避免或降低疾病发作的对策,包括复发先兆症状的识别等。

(3)家庭为基础的行为治疗:指导家庭成员如何同患者相处,如何解决日常生活中所遇到的问题,如何强化与保持患者所取得的进步等。

(五)社区服务

精神分裂症患者最终都需要生活在社区,因此如何在社区中管理精神分裂症患者,如何在社区中为他们提供方便、合理和高效的服务一直为世界各国所重视。20世纪70年代,西方国家所倡导的非住院化运动,经过几十年的临床应用而发展出了针对精神病患者(尤其是精神分裂症患者)的一种新的社区服务模式——个案管理(case management,CM)。在该模式中,治疗者首先将各种不同的服务措施进行调整后综合成一个最适合于某一患者需要的个体化治疗方案,每一个患者都有一个负责联络的个案管理者,然后由个案管理者负责督促与协调治疗小组对个体化治疗方案的执行。整个治疗过程均在社区中完成。其最终目的是提高患者在社区中的适应和生存能力,促进患者心身的全面康复。以个案管理为基础的社区服务模式包括多种形式,而其中以主动性社区治疗(assertive community treatment,ACT)和职业康复(occupation habilitation)为多数国家所推崇。

四、功能结局

有人对1925年首次住院但从未使用抗精神病药物的70例瑞典精神分裂症患者的终生记录(lifetime records)并使用DSM-Ⅲ诊断,结果发现其最终结局状况为良好、中等与明显恶化者分别占33%、24%和43%。通过对1895—1992年间的320个有关精神分裂症结局的前瞻性研究的荟萃分析(涉及51800名患者,平均随访期5.6年)结果显示:40%的患者有明显改善,其中1956—1985年间患者的改善率明显高于1895—1955年间的患者,此结果提示抗精神病药物的出现,患者的预后有明显改善。对发表于1966—2003年的前瞻性随访研究的系统回顾后发现,预后良好者占42%,一般者占35%,不良者占27%。

由于不同的研究所选用的诊断标准与结局判断标准不同,所以研究之间的可比性较差;但结合已有的研究资料,可以得出以下结论:①精神分裂症患者的病程特征具有很大的异质性;②将近半数患者在平均6年的随访期间会有明显的改善;③病程的变化在疾病的前5年最大,然后进入一个相对的平台期;④精神分裂症患者的总体预后差于分裂情感性障碍和心境障碍;⑤病程和结局的差异与所选用的诊断标准有关;⑥精神分裂症的长期结局难以预测。

世界卫生组织将精神分裂症的病程类型归纳为以下几种,具有较好的临床和研究实用性:①单次发作,完全持久的缓解;②单次发作,不完全缓解;③2次或多次发作,间歇期完全或基本正常;④2次或多次发作,间歇期残留部分症状;⑤首次发作后即表现为持续的精神病态(无缓解期),逐渐衰退。

影响预后的因素：大多数研究认为女性，文化程度高，已婚，初发年龄较大，急性或亚急性起病，病前性格开朗、人际关系好，病前职业功能水平高，以阳性症状为主症，症状表现中情感症状成分较多，家庭社会支持多，家庭情感表达适度，治疗及时、系统，维持服药依从性好等因素常是提示结局良好的因素，反之，是结局不良的指征。

五、健康教育

1. 对公众开展心理健康保健工作，加强精神卫生知识的普及，及时提供心理咨询服务，促进人们的自我心理保健。

2. 加强遗传咨询，防止近亲结婚，做好卫生保健。

3. 对于易患高危人群，即具有特殊心理素质者和从事高心理压力职业者，采用相应的心理干预措施。

4. 教育家庭成员给予患者支持和监督，家庭成员之间建立良好的沟通，解决家庭问题，取得患者家庭的支持，促使患者早日回归家庭。

思考题：

1. 精神分裂症患者精神残疾主要表现有哪些？

2. 精神分裂症患者康复治疗的主要内容是什么？

第八章

心境障碍康复

第一节　心境障碍概述

心境障碍（mood disorder）又称情感性精神障碍（affective disorder），是指由各种原因引起的以显著而持久的心境或情感改变为主要特征的一组疾病。其临床特征是：以情感高涨或低落为主要的、基本的或原发的症状，常伴有相应的认知和行为改变；可有幻觉、妄想等精神病性症状；多数患者有反复发作的倾向，每次发作多可缓解，部分患者可有残留症状或转为慢性。

一、流行病学

2009年，费立鹏等对中国4省6万余名受试者的一项大型分析研究显示，各种精神疾病总的患病率高达17%，其中心境障碍的现患率为6.1%。

世界卫生组织（WHO）有关全球疾病总负担的统计显示，1990年抑郁障碍和双相情感障碍分别排在第5位和第18位，抑郁障碍与自杀加在一起占5.9%，位列第2位。估计2020年抑郁障碍的疾病负担将上升到第2位，列在冠心病之后。

二、病因和发病机制

本病病因和发病机制尚不清楚，大量研究资料提示遗传因素、神经生化因素和心理社会因素等对本病的发生有明显影响。

（一）遗传因素

1.家系研究　心境障碍患者的生物学亲属的患病风险明显增加，同病率为一般人群的30倍，血缘关系越近，患病概率越高。在双相障碍中，这种趋势尤为明显。

2.双生子与寄养子研究　研究发现心境障碍的单卵双生子（MZ）的同病率明显高于异卵双生子，其中双相障碍的单卵双生子同病一致率为60%～70%，而双卵双生子仅为20%。单相抑郁患者的单卵双生子同病一致率（46%）也明显高于双卵双生子（20%）。寄养子研究也显示，患有心境障碍的亲生父母所生寄养子的患病率高于正常亲生父母所生寄养子的患病率。这些研究充分说明了遗传因素在心境障碍发病中占有重要地位，其影响远甚于环境因素。

关于本病的遗传方式，有单基因常染色体显性遗传、性连锁显性遗传、多基因遗传和异质性遗传等假说，但均未获得证实。目前多倾向于多基因遗传模式。

3.分子遗传学研究　心境障碍的疾病基因或易感基因尚需深入研究。分子遗传学研究涉及多条染色体和基因，虽然有不少阳性发现，但目前尚缺乏肯定的研究证据。候选基因研究也未能证实酪氨酸羟化酶基因、DA受体基因、多巴胺转运体基因、多巴胺β羟化酶基因、5-HT受体基因、MAO基因等与本病的明确相关性。

(二)神经生化因素

一些研究初步证实了中枢神经递质代谢异常及相应受体功能改变,可能与心境障碍的发生有关,证据主要来源于精神药理学研究资料和神经递质代谢研究。

1.5-羟色胺(5-HT)假说　该假说认为 5-HT 功能活动降低可能与抑郁发作有关,5-HT功能活动增高可能与躁狂发作有关。阻滞 5-HT 回收的药物(如选择性 5-HT 再摄取抑制剂)、抑制 5-HT 降解的药物(如单胺氧化酶抑制剂)、5-HT 的前体色氨酸和 5-羟色氨酸均具有抗抑郁作用;而选择性或非选择性 5-HT 耗竭剂(对氯苯内氨酸与利血平)可导致抑郁。一些抑郁发作患者脑脊液中 5-HT 的代谢产物(5-羟吲哚乙酸,5-HIAA)含量降低,浓度越低,抑郁程度越重,伴自杀行为者比无自杀企图者更低;抑郁发作患者和自杀患者的尸脑研究也发现5-HT 或 5-HIAA 的含量降低。

2.去甲肾上腺素(NE)假说　该假说认为 NE 功能活动降低可能与抑郁发作有关,NE 功能活动增高可能与躁狂发作有关。阻滞 NE 回收的药物(如选择性 NE 再摄取抑制剂等)具有抗抑郁作用;酪氨酸羟化酶(NE 生物合成的限速酶)抑制剂 Q-甲基酪氨酸可以控制躁狂发作并可导致轻度抑郁或抑郁障碍症状恶化;利血平可以耗竭突触间隙的 NE 而导致抑郁。抑郁发作患者中枢 NE 浓度降低,NE 代谢产物 3-甲氧基-4-羟基-苯乙二醇(MHPG)浓度增加;尿中 MHPG 明显降低,转为躁狂发作时则升高。

3.多巴胺(DA)假说　该假说认为 DA 功能活动降低可能与抑郁发作有关,DA 功能活动增高可能与躁狂发作有关。阻滞 DA 回收的药物(安非他酮)、多巴胺受体激动剂(溴隐亭)、多巴胺前体(L-多巴)具有抗抑郁作用;能阻断 DA 受体的抗精神病药物可以治疗躁狂发作。抑郁发作患者尿中 DA 主要降解产物高香草酸(HVA)水平降低。

有研究显示,上述神经递质相应受体功能的改变以及受体后信号转导系统(如第二信使cAMP 和 PI)的改变也参与心境障碍的发病。

(三)神经内分泌功能异常

许多研究发现,心境障碍患者有下丘脑—垂体—肾上腺轴(HPA)、下丘脑—垂体—甲状腺轴(HPT)、下丘脑—垂体—生长素轴(HPGH)的功能异常,尤其是 HPA 功能异常。研究发现,部分抑郁发作患者血浆皮质醇分泌过多,分泌昼夜节律改变,无晚间自发性皮质醇分泌抑制,地塞米松不能抑制皮质醇分泌;重度抑郁发作患者脑脊液中促皮质激素释放激素(CRH)含量增加,提示抑郁发作 HPA 功能异常的基础是 CRH 分泌过多。

(四)脑电生理变化

脑电图研究发现,抑郁发作时多倾向于低 α 频率,躁狂发作时多为高 α 频率或出现高幅慢波。睡眠脑电图研究发现,抑郁发作患者总睡眠时间减少,觉醒次数增多,快眼动睡眠(REM)潜伏期缩短(与抑郁严重程度呈正相关)。

(五)神经影像改变

CT 研究发现心境障碍患者脑室较正常对照组为大。MRI 发现抑郁发作患者海马、额叶皮质、杏仁核、腹侧纹状体等脑区萎缩。功能影像学研究发现,抑郁发作患者左额叶及左前扣带回局部脑血流量(rCBF)降低。应激所致抑郁模型动物神经病理研究显示海马神经元萎缩以及海马神经再生受损,并且抗抑郁药可以激活促进神经可塑性的胞内信号转导途径,逆转该种病理改变。

(六)心理社会因素

应激性生活事件与心境障碍,尤其与抑郁发作的关系较为密切。抑郁发作前92%有促发生活事件;女性抑郁发作患者在发病前1年所经历的生活事件频度是正常人的3倍;个体经历一些可能危及生命的生活事件后6个月内,抑郁发作危险系数增加6倍。常见负性生活事件,如丧偶、离婚、婚姻不和谐、失业、严重躯体疾病、家庭成员患重病或突然病故,均可导致抑郁发作。另外经济状况差、社会阶层低下者易患本病。

三、临床表现

心境障碍典型临床表现可有抑郁发作、躁狂发作和混合发作。

(一)抑郁发作

抑郁发作(depressive episode)概括为情绪低落、思维迟缓、意志活动减退"三低"症状。

1. 情绪低落　患者自觉情绪低沉、苦恼忧伤,情绪的基调是低沉、灰暗的。抑郁障碍患者常自觉兴趣索然、痛苦难熬,忧心忡忡、郁郁寡欢,有度日如年、生不如死之感。愁眉苦脸、唉声叹气,情绪常有晨重夕轻的变化。

2. 抑郁性认知　常有"三无"症状,即无望、无助、无用。

无望:对前途感到渺茫,对未来悲观失望。

无助:常感到孤立无援,对现状改变无能为力。

无用:认为自己毫无价值,充满了失败,一无是处,觉得自己连累了家庭和社会,给别人带来的只有麻烦,不会对任何人有用。

自杀观念和行为:患者感到生活中的一切,甚至生活本身都没意义,以为死是最好的归宿,但同时又想到自己的家庭离不开自己,或自己的离开会使亲人感到伤心、难受,或觉得世上还有值得留恋的东西,下不了死的决心,这种症状称为自杀观念(idea of suicide)。部分严重的抑郁碍患者会认为"结束自己的生命是一种解脱"或"活在世上是多余的人",可有自杀计划和行动,反复寻求自杀。自杀行为是严重抑郁的一个标志,抑郁发作中至少有25%的人有自杀企图或自杀行为。有的患者会出现"扩大性自杀",患者会认为活着的亲人也非常痛苦,可在杀死亲人后再自杀,导致极其严重的后果。

3. 兴趣缺乏　凡事缺乏兴趣,任何事都提不起劲。患者对以前喜爱的各种活动兴趣显著减退甚至丧失,如患者以前是很爱打球的人,现在却对打球一点儿兴趣都没有。

4. 快感缺失　患者丧失了体验快乐的能力,不能从平日从事的活动中获得乐趣。部分患者也能参与一些看书、看电视等活动,但其目的主要是为了消磨时间,或希望能从悲观失望中摆脱出来,进一步询问可发现,患者无法在这些活动中获得乐趣,毫无快乐而言。以上症状可以在患者身上同时出现,但也有不少患者只以其中一或两种突出。

5. 思维迟缓　患者思维联想速度缓慢,反应迟钝,思路闭塞,自觉愚笨,思考问题困难,表现为主动言语减少,语速慢,语音低,严重者应答及交流困难,自觉"脑子好像是生了锈的机器"。

6. 意志活动减退　患者意志活动呈显著持久的抑制,表现为行动缓慢,生活被动、懒散,不想做事,不愿与周围人交往,常独坐一旁或整日卧床,少出门或不出门,回避社交。严重时不修边幅,甚至发展为不语、不动、不食,可达木僵状态,即"抑郁性木僵"。

7. 精神运动性改变

(1)焦虑:焦虑与抑郁常常伴发,表现为莫名其妙的紧张、担心、坐立不安,甚至恐惧。可伴发一些躯体症状,如心跳加快、尿频、出汗等。

(2)运动性迟滞或激越:迟滞表现为活动减少,动作缓慢,工作效率下降,严重者可表现为木僵或亚木僵状态。激越患者则与之相反,脑中反复思考一些没有目的的事情,思维内容无条理,大脑持续处于紧张状态。由于无法集中注意力来思考一个问题,实际上,思维效率下降,表现为紧张,烦躁不安,难以控制自己,甚至出现攻击行为。

8. 生物学症状

(1)睡眠障碍:睡眠障碍主要表现为早醒,一般比平时早醒 2～3h,早醒后不能再入睡,并愁一天怎么熬过去,想许多不愉快的事;有的表现为入睡困难,辗转反侧,即使睡着了也感到睡眠不深;少数患者表现为睡眠过多。

(2)食欲下降、性欲减退:抑郁障碍对食欲的影响尤为明显。也有的抑郁障碍患者可出现食欲异常增加等情况,过量饮食而导致体重增加;也有两者兼有的情况。相当一部分抑郁障碍患者性欲减退、阳痿、闭经等。

(3)精力缺失:抑郁障碍患者常诉说"太累了"、"完不成任务"或"缺乏动力",人也显得十分疲劳,常感到精力不足,体力耗竭,能力下降。

(4)其他躯体不适:在抑郁发作时很常见。可有非特异性的疼痛,头痛或全身疼痛,这些疼痛可以是固定的,也可以是游走的,有的疼痛较轻,有的难以忍受,相当一部分患者因疼痛而就诊于综合医院。躯体不适的主诉可涉及各脏器,常在综合医院被诊为各种自主神经功能紊乱。

9. 精神病性症状　患者可以在一段时期出现幻觉和妄想,内容可与抑郁心境相协调,如罪恶妄想伴嘲弄性或谴责性的幻听;也可与抑郁心境不协调,如关系、贫穷、被害妄想,没有情感色彩的幻听等。

(二)躁狂发作

躁狂发作(manic episode)的典型临床表现是情感高涨、思维奔逸、活动增多的"三高"症状,可伴有夸大观念或妄想、冲动行为等。发作应至少持续 1 周,并有不同程度的社会功能损害,给自己或他人造成危险或不良后果。躁狂可一生仅发作一次,也可反复发作。

1. 情感高涨　情感高涨是躁狂发作的主要原发症状,典型表现为患者自我感觉良好,体验特别愉快,生活快乐、幸福;整日兴高采烈,得意洋洋,笑逐颜开。其高涨的情感具有一定的感染力,言语诙谐风趣,常博得周围人的共鸣,引起阵阵欢笑。症状轻时可能不被视为异常,但了解他(她)的人可以看出这种表现的异常性。有的患者尽管心境高涨,但情绪不稳,时而愉悦,时而激动易怒。部分患者可表现为易激惹、愤怒、敌意等,尤其当有人指责其不切实际的想法时,动辄暴跳如雷、怒不可遏,甚至可出现破坏及攻击行为,但持续时间较短,易转怒为喜或赔礼道歉。

2. 思维奔逸　患者联想速度明显加快,思维内容丰富多变,自觉脑子聪明,反应敏捷。语量大,语速快,口若悬河,有些自感语言表达跟不上思维速度。联想丰富,概念一个接一个地产生,或引经据典,或高谈阔论,信口开河,由于患者注意力随境转移,思维活动常受周围环境变化的影响而使话题突然改变,讲话的内容常从一个主题很快转到另一个主题,即意念飘忽(flight of ideas),严重时可出现"音联"和"意联"。患者讲话时眉飞色舞或手舞足蹈,常因说话过多口干舌燥,甚至声音嘶哑。

3. 活动增多、意志行为增强　多为协调性精神运动性兴奋,即内心体验、行为方式与外界环境相协调。患者自觉精力旺盛,能力强,兴趣范围广,想多做事,做大事,想有所作为,因而活动明显增多,整日忙碌不停,但多虎头蛇尾,有始无终。有的表现为喜交往,爱凑热闹,与人一见如故,爱管闲事,爱打抱不平,爱与人开玩笑,爱接近异性;注重打扮装饰,但并不得体,行为鲁莽(如挥霍、不负责任或不计后果等),自控能力差。患者无疲倦感,声称"全身有使不完的劲"。到病情严重时,自我控制能力下降,举止粗鲁,可出现攻击和破坏行为。

4.夸大观念及夸大妄想 患者的思维内容多与心境高涨一致。在心境高涨的背景上,常出现夸大观念(常涉及健康、容貌、能力、地位和财富等),自我评价过高,言语内容夸大,说话漫无边际,认为自己才华出众、出身名门、腰缠万贯、神通广大等,自命不凡,盛气凌人。严重时可达到妄想的程度。有时也可出现关系妄想、被害妄想等,但内容多与现实接近,持续时间也较短。

5.睡眠需求减少 睡眠明显减少,患者常诉"我的睡眠质量非常高,不愿把有限的时间浪费在睡眠上",终日奔波但无困倦感,是躁狂发作特征之一。

6.其他症状 可有食欲增加、性欲亢进,有时则可在不适当的场合出现与人过分亲热而不顾别人的感受。体格检查可发现瞳孔轻度扩大,心率加快,且有交感神经兴奋症状等。多数患者在疾病的早期即丧失自知力。

(三)混合发作

躁狂症状和抑郁症状可在一次发作中同时出现,如抑郁心境伴以连续数日至数周的活动过度和语速加快,躁狂心境伴有激越、精力和本能活动降低等。抑郁症状和躁狂症状也可快速转换,因日而异,甚至因时而异。如果两类症状在大部分时间里都很突出,应归为混合性发作。

四、临床分型

心境障碍可分为抑郁障碍(major depressive disorder,MD)和双相障碍(bipolar disorder,BPD)两个主要疾病亚型。抑郁障碍可由多种原因引起,以显著而持久的心境低落为主要临床特征,重者可发生抑郁性木僵,部分病例有明显的焦虑和运动性激越;严重者可出现幻觉、妄想等精神病性症状。双相障碍一般是指既有躁狂或轻躁狂发作,又有抑郁发作的一类心境障碍,包括至少一次轻躁狂、躁狂或混合发作。躁狂发作时,表现为情感高涨、思维奔逸、活动增多;而抑郁发作时,则表现为情绪低落、思维迟缓、活动减少等症状。病情严重者在发作急性期可出现幻觉妄想或紧张症状群等精神病性症状。

第二节 心境障碍康复治疗

以双相障碍为例,双相障碍是情感性精神病致残程度最高的一种,一般呈发作性病程,躁狂和抑郁常反复循环或交替出现,也可以混合方式存在,对患者的日常生活和社会功能等产生不良影响。

一、康复评定

(一)生理功能评定

抑郁患者常有多种躯体不适的主诉,可以采用临床症状评定、躯体健康评定等。

(二)心理功能评定

心境障碍患者常常与焦虑、强迫等共病,慢性反复发作者可导致人格改变和社会功能受损。可选用焦虑量表、抑郁量表及人格问卷进行评定。

人格障碍评估可采用五大人格问卷(NEO)、气质和特性因素问卷(TCI)、Zuckerman-Kuhlman人格问卷(ZKPQ)、明尼苏达多相人格检查表(MMPI)等。

(三)日常生活活动能力评定

日常生活活动能力评定采用改良巴氏指数评定表、日常生活能力量表进行评定。

(四)社会参与能力评定

可用社会生活能力概况评定问卷、社会功能缺陷量表及就业能力评估调查表进行评估。

二、功能障碍

(一)生理功能障碍

1.躯体症状　抑郁患者常有多种躯体不适主诉。躯体不适主诉可涉及各脏器,如恶心、呕吐、心慌、胸闷、出汗、尿频、尿急、便秘等;躁狂患者常有睡眠需要减少,精神亢奋等。

2.性功能障碍　大多数抑郁症患者出现性欲减退、阳痿、闭经等。而躁狂症患者可出现性欲亢进。

(二)心理功能障碍

1.焦虑、强迫　抑郁患者在疾病发作或恢复期均可伴发焦虑、强迫。

2.人格改变　双相障碍患者由于疾病反复发作,部分可转变为慢性,导致人格改变,出现偏执或冲动型人格变化。

3.自杀观念或行为　心境障碍患者出现自杀观念的比例远远高于普通人群,抑郁发作时至少有25%的人有自杀企图或自杀行为。

(三)日常生活活动能力受限

一般患者其日常生活活动不会受限。如果发作频繁,也可导致间歇期缓解不彻底,残留意志减退,影响患者的进食、穿衣、行走、个人卫生及购物等日常生活能力。

(四)社会参与能力受限

患者的疾病特点(抑郁、躁狂)、人格变化会明显影响患者的社会交往能力和社会参与能力。

三、康复治疗

心境障碍是严重的公共卫生问题,尤其是抑郁伴自杀行为。采取综合治疗、积极康复的治疗措施可使患者得到更好的疗效。康复治疗目标是缓解精神和躯体症状,纠正不良的认知,帮助患者维持稳定的情绪状态。康复治疗方法主要包括物理治疗、作业治疗、心理治疗、其他康复方法等。

(一)物理治疗

1.重复经颅磁刺激治疗　重复经颅磁刺激治疗(repetitive transcranial magnetic stimulation,rTMS)是20世纪90年代初应用于精神科临床研究的物理治疗方法,其基本原理是磁场穿过皮肤、软组织和颅骨,在大脑神经中产生电流和引起神经元的去极化,从而产生生理效应。一些临床研究证实rTMS对抑郁障碍(包括难治性抑郁障碍)有明确疗效,甚至与ECT疗效相当,但也有研究结论对此提出质疑。影响其疗效的因素包括年龄、是否伴精神病性症状、既往对 rTMS 反应、脑部基础生理学、rTMS 刺激频率等技术参数。常见不良反应有头痛、癫痫发作和认知功能损害。

2.脑深部电刺激　脑深部电刺激(deep brain stimulation,DBS)是一种神经外科手术疗治,刺激器是一种如同起搏器的装置,将刺激电极植入基底神经核区、背侧丘脑或底丘脑核区,以通过电极连续不断地传送刺激脉冲到深部脑组织的特定区域以达到治疗的目的。DBS 的治疗机制仍需进一步阐明,其疗效和安全性有待循证医学证据支持。电刺激靶点是影响 DBS 疗效的重要因素,以往临床研究集中在丘脑底核,最近有研究者提出外侧缰核为新靶点。缰核是直接控制体内 5-HT、NE 神经元活动的关键部位,而抑郁发作时缰核活动过度而对中缝核的抑制作用加强,导致 5-HT 等递质释放减少,高频刺激外侧缰核可以抑制缰核的过度活动水平而达到治疗抑郁障碍的目的。

3.运动疗法　包括肌耐力的训练和放松训练

肌耐力训练能改善机体整体的耐力作用,同时可减轻心境障碍患者的精神和躯体症状。根据病情选择有氧运动项目,如步行、跑步等,以改善肌力、肌耐力和整体体能。运动每周 3～5 次,每次 30～40min。

放松训练包括肌肉放松和精神放松,达到缓解躯体症状,改善睡眠,减轻焦虑、紧张与易激惹的目的。可采用对比法、交替法、暗示法、肌肉生物反馈机制以及放松体操等形式。

(二)作业治疗

作业治疗的作用在于通过作业活动等手段,尽可能少运用语言,并在减轻精神负担的情况下让患者适应环境。也就是说,在现实生活情景中,使患者尽量安定下来,体验新的、恰当的人际关系,还要帮助患者回归到以前的生活状态和社会生活中。

1.作业治疗原则

根据急性期与恢复期患者特点,作业治疗的原则如下:

(1)躁狂状态

①急性期:控制患者的行为,掌握活动和休息的平衡。利用运动消耗患者的精力。限定患者的活动,例如,在同一时间内不让患者进进出出,一次完成一个作品。

②恢复期:利用作业活动,调整患者的生活节奏。要让患者认识到这种状态会交替变换。要患者学习疾病的相关知识。

(2)抑郁状态

①急性期:以休养为主。

②恢复期:修正患者的拘泥情绪,转换心情,防止复发。

2.早期的作业治疗

在治疗初期,对于躁狂症、抑郁症患者来说,要让患者充分了解自己的病状,做到自觉地、专心地进行休养,配合药物治疗。相对来说,作业治疗在这一时期能积极介入的地方很少。

在本阶段,作业治行师要给予他们明确的指示和判断,让他们摆脱所有的社会性责任,并尽可能自觉地了解目前的状态是由于疾病造成的。特别需注意的是,不要在这个阶段对抑郁症患者做与生活有关的规定。

配合药物治疗休养一段时间后,患者会或多或少出现想做点什么的欲望。要注意自尊心的保护,自信的维持与重建。因为对于躁狂症状患者来说,症状还没有完全消失,如果听任患者本人的想法,易导致兴奋躁动的再次扩散;而对于有抑郁症状的人来说,如果让他们自己决定做什么作业活动,他们可能什么都做不了,这个时期患者对他人对自己的看法非常敏感,所以作业治疗师应注意避免对患者提出过多、过高的要求,否则易使患者勉强做自己完不成的作业,容易导致他们的自卑感增强。因此,在作业治疗中要让他们继续慢慢地休养,比如可以对患者说"好不容易得场病,就让自己好好放松休息一下吧"。

(1)躁狂症状:对于有躁狂症状的患者,这个阶段作业治疗师在理解、接受患者情绪的同时,还要表达支持的态度,通过作业活动让患者正确对待现实,减轻或消除由于症状引起的焦虑。需注意,作业活动不要引起患者兴趣和行为的扩散。对于一些具有限制和规定(如创作性的或限定完成时间等)的作业活动患者执行起来比较困难,以失败告终的情况多见。这时,作业治疗师要注意做到以下几点:①明确地指出时间、作业量、注意事项以及限制事项;②选择简单、不易失败的活动;③通过努力后的作品应该是比较漂亮且有价值的;④活动的次数要多,但每次的时间要短;⑤当患者自己做决定感到困难的时候及时给予帮助;⑥语言指导要简短;⑦一旦做出决定,尽可能坚持到底;⑧在和他人共同利用一个治疗场地时,要选择言语少的活动,以防患者向他人使用躁狂性语言,造成对他人自尊心的伤害。

(2)抑郁症状:对有抑郁症状的患者,在本阶段进行作业活动的过程中,会经常将现在的状态与过去所拥有的经验、能力和技术等做比较,从而容易产生自责感、自卑感等情绪。这时,作业治疗要注意做到以下几点:①与其让他们做以前熟悉的活动,不如选择做从来没做过的活动为好;②选择简单的、能重复进行的活动;③有组织性的、实用的活动;④每一次作业的时间要简短,但要保持作业活动在时间上的连续性;⑤与患者交流的语言要简单,且容易理解;⑥告诉他们不做超过自身能力范围的事情;⑦不要强迫患者做决定。

3.恢复前期的作业治疗

(1)躁狂症:对于患有躁狂症的患者来说,这个阶段作业治疗师要在认可患者本人能力的同时,给予患者带有肯定性、能够强化行动的帮助,并使患者在活动能力范围内获得成功的体验。但是应避免具有竞争性质的活动和在集体内担任某个较为重要角色的活动。要注意不能无原因地表扬、夸奖等。

(2)抑郁症:对于抑郁症患者来说,在这个阶段作业治疗师要根据患者的实际状态,选择进行一些比较简单的活动。通过患者自然地完成简单课题的过程,来提高活动水平,然后再慢慢地向患病前的生活相关活动转移,这样有利于患者自信心的恢复。这时仍注意不能让患者做自己不能完成的事,以免引起患者不必要的自卑和焦虑情绪。

4.恢复后期的作业治疗　随着症状的改善,患者会逐渐地开始考虑自己今后的生活方式,也变得非常愿意接受作业治疗师关于自己生活方面的各种建议。这时,作业治疗师要指导他们认识自己的行为模式,在可能的情况下,尝试着用新的方式适应现实生活。在此阶段,家属要尽可能地对患者回归社会提供帮助,要注意避免强迫性行为。

(1)躁狂症:在躁狂症患者重新认识生活方式的过程中,需要完成以下几点内容:①体验新的人际关系;②要在集体生活中体会与他人如何共享经验;③被分配责任以及需要发挥作用时,要体验接纳他人的感受;④了解本人所拥有的能力。

(2)抑郁症:在抑郁症患者重新认识生活方式的过程中,需要完成以下几点内容:①学习休养的方法;②寻找工作以外的兴趣;③理解因强迫等情绪所造成的无能为力的感受。

在考虑患者的生活、年龄、经历和知识水平等的同时,还要注意不能伤害其自尊心,也就是说,在考虑题材的选择和在活动中投入精力的多少时,既要保护他的自尊心,又要确保能完成活动。

(三)心理治疗

心境障碍患者,尤其是抑郁状态者常意志薄弱,缺乏信心,心理治疗以支持性心理治疗、家庭疗法和认知行为治疗为主。

支持性心理治疗,通过倾听、解释、指导、鼓励和安慰等帮助患者正确认识和对待自身疾病,主动配合治疗。婚姻及家庭治疗对患者康复期疗效的巩固有关键作用,来自家庭成员的支持和包容可使患者的家庭职能维持正常,提高患者对家庭和婚姻生活的满意度。认知治疗、行为治疗、人际心理治疗等一系列治疗技术,能帮助患者识别和改变认知歪曲,矫正患者适应不良行为,改善患者人际交往能力和心理适应功能,从而减轻或缓解患者的症状,调动患者的积极性,纠正其不良人格,提高患者解决问题的能力和应对应激的能力,促进康复,预防复发。

四、功能结局

多数心境障碍患者预后较好,经治疗临床症状可基本或完全消失,社会功能恢复。有15%～20%的患者可慢性化,残留易激惹或躯体不适等症状,社会功能不能恢复至病前水平。

首发抑郁后约半数以上会在未来5年以内出现复发。有1/3的患者甚至在一年内复发。抑郁障碍常反复发作,有过1次发作的患者复发可能性为50%,有过2次抑郁发作的患者复发可能性为70%,有过3次抑郁发作的患者几乎100%会复发。发作间期一般缓解完全。多次发作后可慢性化。对每次抑郁发作而言,显著和完全缓解率为60%～80%。有关影响因素主要有:①维持治疗的抗抑郁药剂量及时间不足;②生活事件和应激;③社会适应;④慢性躯体疾病;⑤缺乏社会和家庭的支持;⑥阳性心境障碍家族史。随访研究还发现,单相抑郁障碍的预后较双相抑郁好。

双相障碍也多为急性或亚急性起病,一般呈发作性病程,好发于春末夏初。多数患者具有躁狂和抑郁反复循环或交替出现,只有10%～20%的患者仅出现躁狂发作。虽然双相障碍有自限性,但如果不加治疗或治疗不当,复发率是相当高的。未经治疗的患者中,50%能够在首次发作后的一年内自发缓解,其余患者在以后的时间里缓解的不足1/3,终身复发率达90%以上,约15%的患者自杀死亡,10%的患者转为慢性状态,而长期的反复发作可导致人格改变和社会功能受损。

五、健康教育

(一)大众化宣传教育

利用各种媒体做好宣传教育工作,使更多人了解心境障碍这一疾病的性质、症状、预后,创造良好的社会包容环境和良性的人际关系,为患者康复提供良好的外部支持。

(二)家庭心理教育

教育家庭成员给予患者支持和包容。家庭成员之间建立良好的沟通,解决家庭问题,这些有助于患者的康复和维持健康。

思考题:

1. 心境障碍患者常见的功能障碍有哪些?

2. 心境障碍康复治疗的主要内容是什么?

第九章

强迫及相关障碍的康复

第一节 强迫及相关障碍概述

强迫症(obsessive-compulsive disorder,OCD)是一种以反复出现的强迫观念、强迫冲动或强迫行为等为主要临床表现的精神疾病。多数患者认为这些观念和行为没有必要或不正常，违反了自己的意愿，但无法摆脱，为此感到焦虑和痛苦。其症状复杂多样，病程迁延，易慢性化，致残率较高，对婚姻、职业、情感、社会功能都有严重影响。尽管如此，很多患者早期并不主动寻求医治。

强迫症终生患病率为0.8%～3.0%，精神科门诊患者患病率约10%，平均发病年龄20岁，男性(19岁)稍早于女性(22岁)。约2/3的患者症状起病于25岁前，不到15%的患者起病于35岁后。女性患病率稍高于男性(1：1.2)。

强迫症与其他精神障碍具有较高的共病率，56%～83%的强迫症患者至少共患一种其他精神障碍，与下面精神障碍的共病率分别为：抑郁症，67%；社交恐怖，25%；抽动秽语综合征，5%～7%；抽动症，20%～30%。强迫症还与酒精使用障碍、广泛性焦虑障碍、特定恐怖症、惊恐发作、进食障碍、人格障碍等有较高的共病率，因而容易误诊。

一、病因及病理生理机制

强迫症是一种多维度、多因素疾病，病前人格、遗传风险、生理因素、心理因素、环境因素均在其发病中发挥作用。

(一)遗传因素

强迫症患者的家系遗传、双生子遗传和基因关联研究均一致认为强迫症同遗传关系密切，具有明显的家族聚集性。强迫症患者一级亲属具有较高的患病率，是普通人群的4倍；同卵双生子的同病率为65%～85%，而异卵双生子则为15%～45%。

(二)神经生物学基础

早有证据表明，强迫症有特定的神经解剖学基础。有人提出纹状体，尤其尾状核是强迫症的原发病理部位，皮质纹状体—丘脑皮质环路是强迫症发生的神经解剖学结构基础。该环路被认为是皮质功能的补充和调节结构，其病变引起丘脑水平的门控功能缺陷，从而导致眶额皮质(与强迫性思维有关)和前扣带回(与强迫症的非特异性焦虑有关)的高度激活，表现出强迫性思维和继发性焦虑。强迫动作被视为一种仪式行为，以代偿纹状体的功能，发挥丘脑的门控功能，可缓解强迫性思维所致的焦虑和烦恼。谷氨酸系统是近年来被关注的另一个神经递质系统。由丘脑投射至前额皮质眶部的通路，称为丘脑皮质通路，经谷氨酸传导，该通路激动时增加前额皮质眶部代谢。由前额皮质眶部投射到尾状核头部的通路称皮质尾状核通路，该通路亦经谷氨酸传导,当激动该通路时,增加尾状核头部代谢。凡能增加前额皮质眶部和尾状核头部代谢的因素均能致强迫。

强迫症的神经生化学主要涉及中枢神经系统的 5-HT、DA、谷氨酸和 GABA 能神经元的功能异常及其相关神经递质。一般认为,强迫症的发生与脑内 5-HT 功能异常的联系最为密切,其最早和最有说服力的证据来自氯米帕明治疗强迫症的有效性。目前的研究资料提示,选择性 5-羟色胺摄取抑制剂(SSRIs)治疗强迫症的机制不仅是改变了突触间隙 5-HT 浓度,一系列的神经适应性改变调节突触后受体,提高了突触间 5-HT 神经传递也可能是起效的关键机制之一。但 SSRIs 治疗强迫症的有效率仅为 40%～60%,提示 5-HT 功能异常仅能说明强迫症的部分病理基础。DA 阻滞剂能够增强 SSRIs 的抗强迫作用,提示强迫症亦与脑内 DA 功能亢进有关,存在着强迫症 DA 能皮质—杏仁核环路功能异常模式。

(三)心理社会因素

在强迫症的发生中,社会心理因素不可忽视,影响着强迫症状的产生和维持,主要包括心理素质因素、负性情绪、生活事件及家庭因素等。心理素质因素主要涉及人格特质、自我概念、应对方式和归因风格等。研究发现,约 2/3 的强迫症患者病前即有强迫性人格,通常表现为:①做事要求完美无缺,按部就班,墨守成规,有条不紊;②对自己要求极为严格,难以通融,固执而灵活性差;③常有不安全感,为人处事唯恐发生疏忽或差错,经常检查或反思自己的行动是否正确;④拘泥细节,甚至生活琐事也要"程序化"。负性情绪与生活事件包括工作、生活环境的变迁,人际关系不佳,责任加重,家庭不和,亲人丧失和突然的惊吓等。

(四)心理学解释

精神分析理论认为,强迫障碍是人格发展固着于心理发展的早期阶段,焦虑情绪通过防御机制而形成强迫症状。行为主义认为在疾病的第一阶段,由非特异性情景引起焦虑,为减轻焦虑而产生逃避或回避反应,表现为强迫性仪式行为,这是经典条件反射。在第二阶段中强迫行为被强化,并泛化到中性情景中,形成操作性条件反射。认知理论认为,OCD 患者形成了三个主要的功能失调性信念:责任感和对威胁的过度估计,完美主义和对不确定的无法容忍,重要性和对想法的控制。家庭治疗理论认为,家庭中过分苛求、刻板、压抑的氛围,以及父母对孩子的过高期望及成就压力等因素,可能对形成强迫倾向及症状起到一定的作用。

二、临床表现

强迫症的基本症状包括强迫观念和强迫行为,严重程度差异很大。一些患者每天会花1～3h实施重复行为,而有些患者存在持续的、顽固的侵入性思维或难以控制的强迫行为,导致社会功能丧失。

(一)强迫观念

强迫观念(obsession)系指反复闯入患者意识领域的、持续存在的思想、观念、表象、情绪、冲动或意向,对患者来说没有现实意义,非己所欲,违反了个人意愿;患者明知没有必要,试图忽略、压抑或用其他思想、动作来对抗它,但无法摆脱,因而苦恼和焦虑。有的患者抵制不明显,或随病程进展,抵抗(反强迫)逐渐减弱。

1.强迫思维　强迫思维是以刻板形式反复闯入患者头脑中的观念、表象或冲动思维,它们几乎总是令人痛苦的,内容常常为暴力、猥亵或毫无意义。患者往往试图抵制,但不成功。虽然这些思维并非自愿且令人反感,但患者认为它是属于自己的。

2.强迫穷思竭虑　患者对一些常见的事情、概念或现象反复思索,刨根究底,自知毫无现实意义,但不能自控,如反复思考"人为什么会说话?""天为什么会下雨?""地球为什么是圆的,而不是方的?""1加1为什么等于2?"

3.强迫怀疑　患者对自己言行的正确性反复产生怀疑,需要反复检查、核对,如怀疑自己未完成家庭作业、门窗没有关好、钱物没有点清等。患者能意识到事情已做好,只是不放心而想要反复检查。

4.强迫对立观念　患者脑中出现一个观念或看到一句话,便不由自主地联想起另一个观念或词句,且性质对立。如想起"和平",马上就联想到"战争";看到"拥护",脑中即出现"打倒"。

5.强迫联想　所谓联想,就是由一个观念联想到另一个观念。当强迫症患者看到、听到或想到某事物时,就不由自主地联想到一些令人不愉快或不祥的情境。如,看见异性就会联想对方会不会喜欢自己;见到打火机,就联想到炸药爆炸的恐怖情景,见到有人抽烟就想到火灾;见到钞票,即想到其上会带有多少病菌,会不会传染疾病等。联想时,患者越想越紧张,而且反复联想,不能控制。

6.强迫回忆　患者意识中不由自主地反复呈现出经历过的事情,无法摆脱,感到苦恼。有时强迫性回忆和强迫性怀疑可同时出现。强迫回忆时,有的患者表现为发呆,实际上是在冥想,若被打断或认为"想得不对",则需从头再次想起。

7.强迫意向　患者体会到一种强烈的内在冲动要去做某种违背自己意愿的事情,但实际上不会转变为行动,因患者知道这种冲动是非理性的、荒谬的,故努力克制,但内心冲动无法摆脱。如想把小孩扔到窗外,站在高处就想往下跳,走在路上就想撞向行驶的汽车等。

(二)强迫行为

强迫行为(compulsion)是指强迫症患者通过反复的行为或动作以阻止或降低强迫观念所致焦虑和痛苦的一种行为或仪式化动作,常继发于强迫观念。这种行为通常被患者认为是无意义的或无效的,且反复企图加以抵抗,导致明显焦虑。虽然强迫行为并不是为了获得快感,但是可以使焦虑或痛苦暂时缓解。对于病程漫长的患者,抵制可能十分微弱。强迫性行为有的为外显性的,为能看得见的一些仪式或行为;有的则较为隐匿,如默默计数或祷告;有的为了消除强迫思维而用另外一种思维来抵抗或消除。从根本上讲,这些行为既不能给人以愉快,也无助于任务的完成。

强迫行为与患者所担心、害怕的事情之间的联系常常不合逻辑(如:将物品排列整齐是为了防止心爱的人受到伤害),或明显超过了正常界限(如:每天花几小时的时间洗澡来防止生病)。

1.强迫检查　多为减轻强迫怀疑所致焦虑而采取的措施。常表现为反复检查门窗、煤气是否关好,电插头是否拔掉,作业是否做对等,严重者检查数十遍仍不放心。

2.强迫洗涤　患者为了消除对受到脏物、毒物或细菌污染的担心,表现为反复不断地洗手、洗澡或洗衣服、餐具等,多源于"怕受污染"这一强迫观念。这种洗涤往往要遵循一定的程序。

3.强迫询问　强迫症患者常常不相信自己的所见所闻,为消除此疑虑所带来的焦虑,常不厌其烦地询问他人(尤其是家属),以获得解释和保证,如反复询问自己是否说错话,有无做错事等。这与他们的不安全感、过分苛求自己、过于理智和完美主义等心理有密切关系。

4.强迫计数　患者对数字发生了强迫观念,整日沉浸于无意义的计数动作中,即使对偶然碰到的电话号码、汽车牌号等都要反复默记,或反复不断地数窗格、楼梯、楼层,浪费了大量时间而不能自控。

5.强迫性仪式动作　这是一些反复出现的、刻板的、过分的程序或仪式动作,通常是为了对抗某种强迫观念所致焦虑而逐渐发展起来的。如患者出门一定要先左脚迈出家门,如未如此,则一定要退回来再迈一次,口中还念念有词;回家一定要右脚先迈进家门,鞋子头朝东摆放等。这些仪式程序对他们来说往往象征着吉凶祸福,或逢凶化吉等意义。强迫性仪式动作可占去患者一天中的数小时,还可伴有明显的犹豫不决和行事迟缓。

(三)回避行为

患者通常采用回避、中和或随意的形式以减轻焦虑,故患者通常回避会诱发强迫思维和强迫行为的人、地点及事物。疾病严重时,回避可能成为最受关注的症状,因为治疗使患者更多地暴露在诱发强迫症状的环境中,治疗过程中随着回避行为的减少,强迫行为可能增加。

(四)其他

当面对诱发强迫思维和强迫行为的情境时,强迫症患者会经历很大的情绪波动。这些情绪反应包括明显的焦虑和(或)惊恐发作,强烈的厌恶感和(或)对"不完美"感到痛苦或不安,直到事情看上去、感觉上或者听上去"恰到好处"。强迫症患者伴焦虑的程度并不完全取决于病程,而是取决于强迫症状内容的性质和强度,以及与以缓解焦虑为目的的强迫行为之间相互作用的结果。一般来说,焦虑或抑郁症状的加重或减轻会伴有强迫症状严重程度的平行变化。

强迫洗手的患者常常可见双手皮肤角质层受损,强迫性抠、挖、拔毛的患者可见相应部位的损伤。部分患者可能有神经系统软体征和精细运动协调障碍。

患者常常有不良的人际关系:一种是患者要求他人容忍其症状,更有甚者家属被患者要求迁就甚至执行其仪式行为,可能将症状强化、慢性化;另一种是患者与家属产生敌对关系,强迫症状被他人认为是患者的有意对抗,可能会加重患者的强迫症状,并导致敌对的进一步加剧。

三、诊断与治疗

(一)诊断

1.诊断要点

(1)症状主要表现为强迫思维、强迫行为,或两者皆有。

(2)强迫症状须占据一定时间,如每天出现 1h 或以上。

(3)强迫症状引起患者明显的痛苦,或导致患者生活、家庭、社交、教育、职业等方面的损害。

2.自知力　强迫症患者的自知力水平可分为:

(1)自知力良好:患者能够意识到强迫信念可能不是真的,或可以接受它们不是真的。

(2)自知力较差:患者意识到强迫信念可能是真的。

(3)自知力缺乏:在大部分或全部时间内,患者确信强迫信念是真的。

(二)治疗

1.药物治疗　药物治疗是强迫症的最主要治疗方法之一。具有抗强迫作用的药物有选择性 5-羟色胺再摄取抑制剂(SSRIs),如氟西汀、氟伏沙明、舍曲林、帕罗西汀、西酞普兰,三环类抗抑郁药物,如氯米帕明等。其中,SSRIs 是目前的一线治疗药物;氯米帕明因不良反应限制了其应用。由于强迫症呈慢性病程,容易复发,因而其治疗原则是全病程治疗。一般来说,强迫症的治疗应包括急性期治疗、巩固期治疗和维持期治疗三个阶段。

2.心理治疗　强迫症的发病与病前性格、自幼生活经历、社会心理因素及精神创伤等密切相关,单靠药物治疗往往很难达到令人满意的效果,因而需要辅以适当形式的心理治疗。目前强迫症的主要心理治疗方法有行为疗法、精神分析疗法、认知疗法、认知行为疗法、森田疗法和支持性心理治疗等。

第二节　强迫及相关障碍康复治疗

一、康复评定

(一)生理功能评定

患者的躯体症状一般无异常。

(二)心理功能评定

患者常与其他精神障碍共病,根据患者的具体情况可进行精神症状评定、焦虑评定、抑郁评定以及人格评定等。

(三)日常生活活动能力评定

日常生活活动能力评定采用改良巴氏指数评定表、日常生活能力量表进行评定。

(四)社会参与能力评定

可用社会生活能力概况评定问卷、社会功能缺陷量表及就业能力评估调查表进行评估。

二、功能障碍

(一)生理功能障碍

强迫症患者生理功能障碍少见。

(二)心理功能障碍

强迫症常与其他精神障碍共病,故常合并抑郁、焦虑、疑病、冲动控制障碍等。

(三)日常生活活动能力受限

由于不由自主的思想纠缠、刻板的礼仪或无意义的行为重复,严重影响患者注意力的集中,大多数患者日常生活活动能力减退。严重患者生活不能自理。

(四)社会参与能力受限

患者一般社会适应能力良好。随着症状的加重,患者的社会参与和社会活动能力常常受到部分或全部限制,甚至完全不能参加工作,导致精神残疾。

三、康复治疗

强迫症是一种容易慢性化的精神障碍,其治疗以心理治疗为主,在此基础上进行药物治疗、康复治疗等。康复治疗的目标是消除强迫症状,淡化强迫思维的纠缠,提高生活质量。其治疗的原则是在有效的心理治疗基础上进行康复治疗。治疗的方法主要包括物理治疗、作业治疗、健康教育等。

(一)物理治疗

重复经颅磁刺激治疗、脑深部电刺激、迷走神经刺激等物理治疗因副作用小、作用可以叠加,对慢性强迫症有一定疗效。

(二)作业治疗

可以根据患者相应的功能受限制定符合患者的作业治疗方案,改善患者的日常生活活动能力和社会功能受限。

(三)心理治疗

心理治疗是强迫症康复治疗的首要方法。森田疗法、精神分析疗法、认知疗法对强迫症都有肯定的效果。

暴露和反应预防是强迫障碍有效的行为治疗方法。暴露疗法是使患者面对引起焦虑的物品和环境;反应预防要求患者推迟、减少甚至放弃能减轻焦虑的行为,如缩短洗手时间,减少洗手频度,甚至放弃洗手。在实施治疗时,首先应对患者进行疾病教育,提高患者信心,使其依从治疗计划。对患者家庭成员的教育和支持鼓励十分重要,他们是监督患者完成家庭作业最重要的人选。起初,治疗者和患者需制订一个特别的激发焦虑的计划,在治疗室内通过会谈指导患者如何去做,以后通过家庭作业让患者单独去做,逐步增加难度,并在实施过程中评估患者的反应和认知治疗的效果。有效的暴露疗法和反应预防一般需 12 次会谈和长时间的家庭作业。

四、功能结局

强迫症的病程多变,54%～61%的患者病情逐渐进展,4%～33%的患者病情反复波动,11%～14%的患者有完全缓解的间歇期。若不伴有明显的抑郁症状,转成慢性的可能性较大,患者的生活和职业功能常受到显著损害。

五、健康教育

1.让患者了解何谓强迫症。

2.采取顺应自然的态度,有强迫思维时不要对抗或用相反的想法去"中和"。有强迫动作时,要理解这是违背自然的过度反应形式,要逐步减少这类动作反应直到和正常人一样。坚持练习,必然有益。

3.注意心理卫生,努力学习对付各种压力的积极方法和技巧,增强自信,不回避困难,培养敢于承受艰苦和挫折的心理品质是预防的关键。

思考题:

1.强迫症可导致的精神残疾有哪些?

2.暴露反应预防在强迫症康复中的应用。

第十章

智力发育障碍的康复

第一节　智力发育障碍概述

智力发育障碍(intellectual developmental disoders)又称智力残疾(intellectual disabilities),是患者从胎儿期到18岁心理发育成熟以前,各种有害因素损害神经系统,导致儿童智力低于实际年龄应该达到的水平,并出现社会适应困难。

一、流行病学

智力发育障碍患病率因国家和地区、调查方法和诊断标准不同而异。根据发展中国家的人口而估计患病率为1.0%～1.5%,西方国家报道时点患病率为1%～3%。男性患病率是女性的1.5倍。我国29个省(区、市)智力残疾调查资料显示智力残疾患病率为1.268%,其中男性为1.315%,女性为1.220%。

二、病因与发病机制

从胎儿到18岁以前影响中枢神经系统发育的因素都可能导致智力障碍,主要有遗传和环境因素两个方面。儿童暴露于有害因素的年龄、持续时间以及对脑损害的严重程度与儿童智力发育障碍相关。在重度智力发育障碍患者中约75%能确定具体病因,轻度智力发育障碍患者中仅50%能确定具体病因。研究显示,智商70～80的儿童中有3/4难以发现确切病因。目前已明确的病因有以下几方面。

(一)遗传因素

1.染色体异常　常染色体和性染色体的单体型、三体型、多倍体等染色体数目异常,染色体的倒位、缺失、易位、重复、环形染色体和等臂染色体等结构异常。导致智力发育障碍的常见原因:唐氏综合征(Down's syndrome,先天愚型)是G组第21对染色体三体型,先天性卵巢发育不全(Turner's syndrome)为女性缺少1条X染色体,先天性睾丸发育不全(Klinefel's syndrome)是男性X染色体数目增多,脆性X染色体综合征(fragile X syndrome)患者X染色体长臂末端Xq27和Xq28上有脆性位点。

2.基因异常　DNA分子结构异常使机体代谢所需酶的活性不足或缺乏,导致遗传代谢性疾病,可有智力发育障碍的临床表现。其中,苯丙酮尿症、半乳糖血症、戈谢病(Gauche syndrome)、家族性黑蒙性痴呆、脂质沉积症、黏多糖病、脑白质营养不良等常见。少数智力发育障碍是在多个基因的累积效应基础上,加上环境因素的影响所致。结节性硬化、神经纤维瘤、Sturge-Weber综合征、萎缩性肌强直症、先天性甲状腺功能低下、着色性干皮病等疾病均导致智力发育障碍,病因与遗传有关。

3.先天性颅脑畸形　如家族性小脑畸形、先天性脑积水、神经管闭合不全等疾病都可能导致智力发育障碍。

(二)围生期有害因素

1. 感染　母孕期各种病毒、细菌、螺旋体、寄生虫等感染,如巨细胞病毒、风疹病毒、流感病毒、肝炎病毒、HIV病毒、弓形虫、梅毒螺旋体等。

2. 药物　很多药物可导致智力发育障碍,特别是作用于中枢神经系统、内分泌系统和代谢系统的药物,以及抗肿瘤药物和水杨酸类药物。

3. 毒物　环境、食物和水被有害物质污染,如铅、汞等。

4. 放射线和电磁波。

5. 妊娠期疾病和并发症　妊娠妇女患各种疾病,如糖尿病、严重贫血、肾病、甲状腺疾病等,先兆流产、妊娠高血压、先兆子痫、多胎妊娠等。

6. 分娩期并发症　前置胎盘、胎盘早期剥离、胎儿宫内窘迫、脐带绕颈、产程过长、产伤、早产等使胎儿颅脑损伤或缺氧。

7. 孕母状态　母亲妊娠年龄偏大、营养不良、抽烟、饮酒,遭受强烈或长期的心理应激产生持续的情绪抑郁、焦虑等都可能与儿童智力发育障碍有关。

8. 新生儿疾病　未成熟儿、低出生体重儿、母婴血型不合所致核黄疸、新生儿肝炎、新生儿败血症、胎儿颅缝早闭等。

(三)出生后不良因素

大脑发育成熟之前各种影响大脑发育的疾病以及早期缺乏文化教育都可能导致智力发育障碍。

1. 脑损伤　脑炎、脑膜炎等中枢神经系统感染,颅内出血,颅脑外伤,脑缺氧(溺水、窒息、癫痫、一氧化碳中毒、长时间呼吸困难),甲状腺功能低下,重度营养不良等。

2. 环境因素　听觉或视觉障碍、贫困、与社会隔离等因素使儿童缺乏接受文化教育或人际交往机会,影响智力发育。

三、临床表现

主要表现为不同程度的智力低下和社会适应困难。世界卫生组织(WHO)根据智商(intelligence quotient,IQ)将智力障碍分为四个等级(表10-1)。

(一)轻度

智商在50～69,成年以后可达到9～12岁的心理年龄,在全部智力发育障碍中占85%。患者在幼儿期即可表现出智能发育较同龄儿童迟缓,如语言发育延迟,词汇不丰富,理解能力和分析能力差,抽象思维不发达。就读小学以后学习困难,学习成绩经常不及格或者留级,最终勉强完成小学学业。一般在上小学以后教师发现患者学习困难,建议到精神科就诊而被确诊。患者能进行日常的语言交流,但对语言的理解和使用能力差。通过职业训练能从事简单非技术性工作,有谋生和家务劳动能力。

(二)中度

智商在35～49,成年以后可达到6～9岁的心理年龄,在全部智力发育障碍中占10%。患者从幼年开始智力和运动发育都明显比正常儿童迟缓,语言发育差,表现为发声含糊不清,虽然能掌握日常生活用语,但词汇贫乏以致不能完整表达意思。计算能力为个位数加、减法的水平,不能适应普通小学的就读。能够完成简单劳动,但质量差、效率低。在指导和帮助下可学会自理简单生活。

（三）重度

智商在 20~34,成年以后可达到 3~6 岁的心理年龄,在全部智力发育障碍中占 3%~4%。患者在出生后即可出现明显的发育延迟,经过训练最终能学会简单语句,但不能进行有效语言交流。不会计数,不能学习,不会劳动,日常生活需人照料,无社会行为能力。可同时伴随显著的运动功能损害或脑部损害。

（四）极重度

智商在 20 以下,成年以后可达到 3 岁以下的心理年龄,在全部智力发育障碍中占 1%~2%。完全没有语言能力,对危险不会躲避,不认识亲人及周围环境,以原始性的情绪,如哭闹、尖叫等表达需求。生活不能自理,大小便失禁。常合并严重脑部损害,伴有躯体畸形。

表 10-1　智力发育障碍的严重程度

严重程度	智商	接受康复训练的能力	生活能力
轻度	69~50	初级教育或特殊教育	可独立生活
中度	49~35	特殊教育和训练	掌握简单生活技能,半独立生活
重度	34~20	简单训练	生活自理能力差,需监护
极重度	<20	无能力	无生活能力,需监护

部分智力发育障碍患者可能伴随一些精神症状,如注意缺陷、情绪易激惹、冲动行为、刻板行为或强迫行为、自伤行为、幻觉等。

有的患者同时存在一些躯体疾病的症状和体征,如先天性卵巢发育不全、先天性睾丸发育不全患者有第二性征发育障碍的症状和体征,结节性硬化患者有皮脂腺瘤、白斑、甲周纤维瘤和颗粒状斑等皮损,80%~90%的智力发育障碍可伴有癫痫发作。

四、病程与预后

出生前、围生期病因所致的患者在出生以后即表现出躯体和心理各个方面不同程度的发育迟缓,智能损害程度较轻者多在入学以后才被确诊。在出生以后的心理发育过程中有害因素致病者,病前智力发育正常。

因为各种致病因素往往造成脑结构性或功能性不可逆损害,所以智能损害一旦发生,一般都不可能减轻或恢复到正常智力水平。患者的最终智力水平和社会适应能力视智力发育障碍的严重程度、接受特殊教育和康复训练的情况而定。

五、诊断与鉴别诊断

（一）确定诊断及其严重程度

需要全面采集病史、精神检查和躯体检查,其中详细的生长发育史特别重要,据此可对儿童生长发育情况作出全面的临床评估。同时,根据年龄和智能损害的程度选择适用于患者的标准化发育量表或智力测验,如韦氏智力测验评估智商、儿童社会适应行为评定量表评估社会适应能力。

若儿童 18 岁以前有智力低下和社会适应困难的临床表现,智力测验结果智商低于 70,则可诊断为智力发育障碍,再根据智能发育的水平和智商确定智力发育障碍的严重程度。智商在 70~90 者为智力正常与异常之间的边缘智力状态。

(二)病因学诊断

对所有确诊为智力发育障碍的患者,应通过病史和躯体检查,遗传学、代谢、内分泌等实验室检查以及颅脑特殊检查,尽量寻找病因作出病因学诊断,有利于治疗和康复,也为患者家庭的优生、优育提供有用的资料和指导。

(三)鉴别诊断

1.暂时性发育迟缓 各种心理或躯体因素,如营养不良、慢性躯体疾病、学习条件不良或缺乏,视觉、听觉障碍等都可能影响儿童心理发育,包括智力的正常发育,使儿童的智力发育延迟。当这些原因去除或纠正以后,智力发育速度在短期内加速,赶上同龄儿童的智力水平,据此与智力发育障碍鉴别。

2.特定性发育障碍 特定性言语和语言、学习技能或运动技能发育障碍都可能影响儿童在学习和日常生活中智力水平的发挥,表现为学习困难、人际交往困难和社会适应能力下降。通过对儿童心理发育水平的全面评估可发现,特定性发育障碍患者除了特定的发育障碍以外,心理的其他方面发育完全正常,在不涉及这些特定技能的时候,可以完成学习任务。例如有语言发育障碍的儿童,能够通过书面方式学习,达到与智力水平相当的学习成绩。与此不同,智力发育障碍患者在任何情况下智力水平和学习成绩都保持一致。

3.精神分裂症 儿童精神分裂症患者的精神症状可影响到正常学习、生活、人际交往等社会功能。精神分裂症患者病前智能正常,有起病、症状持续及演变等疾病的发展过程,存在确切的精神病性症状,根据这些特点与智力发育障碍相鉴别。

4.儿童孤独症 此类患儿的突出特点是人际交往困难,对非生命物体特殊依恋,可有某些能力的超常发展;约 3/4 的患儿伴有智力低下,此类患者可做共病诊断。对于智力发育正常的孤独症患儿,IQ 测定结果有助于明确诊断。

5.注意缺陷与多动障碍 伴有学习困难的注意缺陷与多动障碍患儿较易被误诊为智力低下,但这些患儿智力检查结果为正常或边缘智力水平,经教育训练和药物治疗使其注意力改善后,学习成绩可显著提高。

六、预防与治疗

智力障碍一旦发生难以逆转,因此重在预防。预防措施包括:产前遗传性疾病监测和遗传咨询,围生期保健和积极治疗围生期并发症,产前先天性疾病的诊断,新生儿遗传代谢性疾病筛查,高危儿童的健康筛查和尽早治疗中枢神经系统疾病。此外,加强全社会的健康教育和科普宣传,提倡非近亲结婚,建立科学健康的生活方式等,都是预防智力低下的重要方法。

第二节 智力发育障碍康复治疗

一、康复评定

(一)生理功能评定

1.体格发育情况 一般根据儿童体重、身高估计公式来评定(表 10-2)。

体格发育一般情况下就是指儿童的体重和身高发育。儿童体重的增长逐渐减慢，出生后的第一个月体重可增加 1～1.5kg，三个月后体重约是出生时的 2 倍。一年约增加 6～7kg。1～2 岁内体重约增加 2～3kg，2～10 岁每年约增加 2kg。儿童的身高在出生时大约是 50cm，第二年增长最快，一般可增加 25cm，第二年生长速度就会减慢，约 10cm，2 岁以后每年约增加 5～7cm。当儿童生长速度明显落后于其他同龄儿童时，可以考虑是否存在体格发育的问题。

表 10-2　儿童体重、身高估计公式

年龄	体重(kg)	年龄	身高(cm)
3～12 个月	[年龄(月)＋9]/2	出生时	50
1～6 岁	年龄(岁)×2＋8	12 个月	75
7～12 岁	[年龄(岁)×7－5]/2	2～12 岁	年龄(岁)×6＋77

2.运动发育　一般根据精细运动和粗大运动两方面进行评定。儿童的发育遵循由上到下、由近到远、由粗到细、由低级到高级的顺序。一般地，儿童在 2 个月的时候能够抬头；4 个月的时候能够将手放于正中，并注视；6 个月的时候能够扶手坐着，能够灵活翻身，可以将物品从一只手转移到另一只手；8 个月时可以独立坐位，能够桡侧手指抓握；10 个月时可以腹爬，可以支持站立，拇指能够与其他手指对指；12 个月时可独自站立，可以四点跪位爬行；15 个月时可以独自行走，投掷东西；24 个月时可以独自上下楼梯，叠起四块积木；36 个月时能够骑儿童自行车，可以叠起八块积木。更加详细的评定可以参照 Peabody 运动发育量表、儿童粗大运动功能评估(gross motor function measure，GMFM)和精细运动年龄评价表。

(二)心理功能评定

1.智商(IQ)的评估　精神发育的评估一般根据 IQ 水平分级。IQ 值由韦克斯勒儿童智力量表获得。

2.感知功能评估和认知功能评估　可用简明精神状态检查(mini-mental state examination，MSE)、认知功能筛查量表(cognitive abilities screening instrument，CASI)进行评定。

3.言语发育　也可以按照一定的规律进行评估。

3 个月时会主动对人笑；5 个月时会尖叫；8 个月时可以用哭表示不愿意；10 个月时会模仿大人发音，能够发出"ba"；13 个月时会喊"妈妈"；15 个月时知道亲人的名字；17 个月时会用叠词；19 个月时可以说 10 个词，能说出自己的名字；25 个月时能够唱儿歌；29 个月时能够唱四首以上儿歌。用于言语功能检查的专项量表有中国康复研究中心版的言语迟缓检查法和儿童沟通发育量表(macarthur communicative development inventory，MCDI)。中国康复研究中心版言语发育迟缓检查法是 1990 年中国康复研究中心根据日本语言发育迟缓委员会编制的"语言发育迟缓检查法"修订而成的。由于该检查法主要用于评估受测者建立符号与指示内容的能力，所以又称为 S-S(siw-significant relation)法。该检查主要从正常儿童语言发展的特征出发，将正常儿童语言发展分为若干个阶段，每个阶段都对应着儿童的实际年龄水平。然后根据正常儿童的语言发展特征和各阶段语言能力的不同，选择测试内容，这些内容包括理解、表达、交流能力和操作能力。通过实际检查对儿童的语言发育水平做出客观的评价。

(三)日常生活活动能力评定

日常生活活动能力评定采用改良巴氏指数评定表。

(四)社会参与能力评定

社会参与能力困难,表现在言语交流、自我照料、家庭生活、社交技能、社区设施的应用、自我掌控能力、学习技能、工作、业余消遣、健康卫生与安全方面等方面。

二、功能障碍

(一)生理功能障碍

可以出现体格发育、运动发育障碍或(和)言语发育障碍。

(二)心理功能障碍

1.智力低下　根据 IQ 和社会适应能力损害的程度分为轻、中、重、极重四度。

2.认知功能障碍　可表现在注意、记忆、知觉和执行能力等各方面障碍。

(三)日常生活活动能力受限

大多数患者日常生活活动能力减退,严重患者生活不能自理。

(四)社会参与能力受限

轻中度患者社会参与和社会活动能力常常受到部分或全部限制,重度及以上患者无社会行为能力。

三、康复治疗

智力低下的康复原则是以教育和康复训练为主。

(一)教育训练

由学校教师、家长、康复训练师和临床心理治疗师相互配合进行。教师和家长的任务是使患者能够掌握与其智力水平相当的文化知识、日常生活技能和社会适应技能。在对患者进行教育和康复训练时,要根据患者的智力水平因材施教。对各种程度的智力低下患者的教育和康复训练内容依智力水平的不同而不同。

1.轻度智障患者　一般能够接受小学低年级到中年级的文化教育,最好在普通小学接受教育,但如果患者不能适应普通小学的学习也可以到特殊教育学校就读。目前,国内绝大多数城市已开设了特殊教育学校,或者在普通小学设立了特殊教育班。教师和家长在教育过程中应采用形象、生动、直观的方法,同一内容反复强化。日常生活能力和社会适应能力的培养和训练包括辨认钱币、购物、打电话、到医院就诊、乘坐公共交通工具、基本的劳动技能、回避危险和处理紧急事件的方法等。当患者成长到少年期以后开始对他们进行职业训练,使其成年后具有独立生活、自食其力的能力。

2.中度智障患者　着重进行康复训练,主要内容是生活自理能力和社会适应能力,如洗漱、换衣,人际交往中的行为举止和礼貌,正确表达自己的要求和愿望等内容,同时进行人际交流中需要的语言训练。

3.重度智障患者　主要康复训练内容是患者与照料者之间的协调配合能力、简单生活能力和自卫能力。如进餐、如厕、简单语言交流以表达饥饱、冷暖、避免受外伤等。可采用将每一种技能分解成几个步骤,再逐步反复强化训练的方法。

4.极重度智障患者　几乎无法实施任何教育和康复训练。

(二)康复训练

智障的康复训练治疗涉及感知觉、粗大和精细运动、语言和言语、认知学习等各个领域。治疗目的是最大限度地提高认知水平,减轻认知功能障碍对生活、学习的影响。治疗目标根据儿童年龄、智障程度、社会适应能力设定如下:

轻度智障者:IQ 为 50～69,在儿童阶段重点发展读、写、计算、生活自理、日常家务、乘车、购物、社会规则等;青少年期则重点进行职业培训,学会一定的非技术性或半技术性职业技能,使得成年后能独立生活、自食其力。

中度智障者:IQ 为 35～49,重点培养生活自理能力,学会生活自理或部分自理,在他人指导照顾下进行简单劳动。

重度、极重度智障者:重度(IQ 为 20～34)、极重度(IQ<20)则仅以学习独立进食和简单卫生习惯。

1.日常生活活动能力训练　个人卫生,包括洗脸、洗手、刷牙、使用手绢、刮脸化妆等;进食动作,包括吸管吸水、勺叉进食、端碗、用茶杯饮水、用筷子进食等;更衣,包括穿脱上衣、穿脱裤子、穿脱袜子、穿脱鞋及穿脱支具等;排便动作,包括小便控制、大便控制、便后自我处理、便后冲洗、卫生纸使用等;器具使用,包括电器插销开关使用、指甲刀使用、开关水龙头、剪刀的使用、锁的使用、钱包的使用等;认识交流行为,包括与人交谈、翻书页、打电话、使用手机微信等;床上运动,包括翻身、仰卧位—坐位转移、坐位—跪位转移、独立坐位、跪位移动、卧位移动等;移动动作,包括床—轮椅转移、轮椅—椅子转移、轮椅—坐便器转移、操动手闸、乘轮椅、开关门、制动轮椅进退等;步行动作(包括辅助具),包括前进 5m 拐弯、迈过 10cm 高障碍、持 0.5kg 物品步行 10m 等;洗澡,包括入浴、洗身、出浴;手工艺制作,包括剪纸、插花、十字绣、编织网袋等。

2.感觉统合训练

(1)本体感觉刺激:用粗毛巾或软毛牙刷刷患儿头部、颈部、背部及腹部,四肢可从身体远端向近端刺激,强化本体感觉。

(2)关节挤压:对肩关节、腕关节、髋、膝及踝关节等大关节进行有节奏的挤压,3～5 次/s,强化关节位置觉及本体感觉。

(3)大笼球游戏:患儿在仰卧及俯卧位下,治疗师将大笼球在患儿身上滚动加压,挤压身体不同部位,从而使笼球对身体的压力和与身体的接触不断变化,可强化各部位感觉输入和大脑处理来自身体不同部位的刺激的能力,激活大脑神经网状系统,促进感觉统合。俯卧大笼球,患儿俯卧在大笼球上,治疗师拉住患儿双脚,配合大笼球的转动,前后拉动患儿,动作缓慢,让患儿通过调整自己的头颈、躯干及四肢,自主掌握平衡;年龄较大的孩子可自主完成。该训练可丰富孩子的前庭感觉,增加身体协调性及身体各部位对重力的协调感。仰卧大笼球,患儿仰卧在大笼球上,治疗师握着患儿的大腿或脚踝,前后、左右缓慢而有节奏地滚动,可强化固有感觉和本体感觉输入(以上训练一般 5～10 次)。

(4)滚筒训练:让患儿俯卧于滚筒,治疗师从后抓住患儿脚踝,缓慢推动患儿,嘱患儿双手向前撑地,强化前庭固有感觉;仰卧于滚筒,治疗师方法同上,可加强患儿空间结构意识,改善前庭平衡功能;患儿进入滚筒内,通过四肢、躯干的共同配合滚动滚筒,可在沿途放置木钉,在滚动过程中让患儿插木钉,增强手眼协调能力。训练按由易到难的顺序进行,一般 5～6 次,以患儿无不适感为宜。

(5)网缆游戏:患儿俯卧于网缆上,前方可放置木钉。治疗师轻摇网缆,患儿在晃动的情况下完成插木钉动作。该活动一方面可以训练患儿手眼协调能力,另一方面可训练机敏度。

(6)蹦床游戏:对于恐惧感强或年龄较小的患儿,可由治疗师背着开始或患儿俯卧或仰躺在跳床上,治疗师在跳床上用力跳跃,带动孩子身体往上弹跃;对年龄较大或功能稍好的孩子,可在跳跃时和治疗师进行抛球练习,训练孩子手眼协调功能。该训练可帮助患儿强化前庭刺激,改善手眼协调性。

3.引导式教育法　应用教育的概念体系进行康复治疗,通过引导者与患儿的整体活动,诱发患儿本身神经系统形成组织化和协调性,重视患儿人格的形成,认知能力、日常生活活动能力、人际交往能力等的提高。在引导式教育中,安排患儿再学习,并保证学习的连续性、弹性及适时的强化。用此方法指导患儿的日常生活,从起床到就寝,包括穿衣、脱衣、洗漱、排泄、行为、就餐、入浴等一系列内容均可作为学习内容。通过学习—应用—复习,不仅促进了感觉、语言、智能、社会性行为及人格的发育,而且改善了运动功能。

4.特殊脑力训练　通过益智活动开发儿童智力。选择活动项目激发儿童兴趣。根据智力发育障碍儿童思维发展的规律进行特殊教育,从游戏开始来激发患儿兴趣。如用击鼓传花等表演节目来训练知觉速度;瞎子抓物游戏训练孩子们的触觉分辨能力;回忆说出一天之内早、中、晚三餐吃的是什么菜及最爱吃的是什么菜来训练记忆力;讲述生动有趣的故事来提高患儿的思维推理能力,如龟兔赛跑的故事,兔子以为自己跑得快不把乌龟放在眼里,在中途睡了一觉,而乌龟已先到达终点,让孩子们联系自己谈谈感想,拓展思维。

5.交流训练　循序渐进,引导患儿互相交流,包括构音训练、克服鼻音化训练、韵律训练、节律训练和构音器官运动训练。

(1)构音训练:患儿可先做唇、舌、下颌的动作,要尽量长时间地保持这些动作,随后做无声的发音动作,最后轻声引出目的音。

(2)克服鼻音化训练:采用引导气流通过口腔的方法,如吹蜡烛、喇叭、哨子等来集中和引导气流。年龄较大的儿童可采用"推撑"疗法,让患儿把两手放在桌面上向下推或两手掌放在桌面下向上推,在用力的同时发"啊"的音,促进腭肌收缩和上抬。另外,发舌根音"卡"也可用来加强软腭肌力,促进腭咽闭合。

(3)韵律训练:由于运动障碍,很多患儿的语言活动缺乏抑扬顿挫、重音变化而表现出音调单一、音量单一以及节律异常。治疗师可用电子琴等乐器让患儿随音的变化调节音调和音量;也可用"启音博士"系统来使患儿在玩的过程中进行韵律训练,现国内已生产并配有软件;用带有音量控制开关的声控玩具对年龄较小的儿童进行训练。

(4)节律训练:用节拍器设定不同的节律和速度,让患儿随节奏发音,从而纠正节律异常。

(5)构音器官运动训练。

①语言指导:对智力较好的患儿,可以让其面对镜子,做张口、闭合、噘嘴、露齿、咧嘴、圆唇、鼓腮、微笑、舌的前伸、后缩、上举、向两侧的运动等动作,反复进行直到熟练。对于无法完成以上动作的患儿,治疗师可用手指或压舌板协助其完成。

②上抬下颌:治疗师用一手放在颌下,另一手放在患者的头部,帮助患儿做下颌上举和下拉的运动,逐步使双唇闭合。

③冰块法:用冰块摩擦面部、颊部、唇部,以促进运动。

④毛刷法:用软毛刷在口唇或口唇周围快速地以每秒5次的速度刺激局部皮肤,帮助患儿鼻唇。

⑤其他:让患儿练习吹口琴、吹喇叭、吹哨子、吹肥皂泡或用吸管在水中吹气等,一方面可

引导患儿气流,另一方面可帮助患儿延长呼气。

6.娱乐休闲活动　通过唱歌、跳舞、书法、编织、郊游、散步等活动改善患儿的认知功能,增进他们与社会的接触。如书法训练,每周 5 天,每天 1h,选用篆书,由简到繁,由易到难,由独体字到组合字。采用毛笔、砚合、垫布、墨汁、宣纸、笔架等工具,选用学生经常能接触到的事物,如身体部分、日常用品、常见动物、植物、交通工具五类词为描写内容,可以提高患儿的选择性注意力、转移性注意力、自动性注意力和持续性注意力。

7.家庭参与　家庭参与包括集体化培训和个体化培训。集体化培训,康复教育知识讲座每周 1 次,主要向家长讲授智力发育障碍患儿的发病原因、诊断要点、不同程度智力发育障碍患儿的训练目标、教育训练的基本原则、方法及重点等。个体化培训,根据患儿存在的主要问题及康复效果,由康复小组成员指导家长学会粗大运动、精细动作、感知觉、语言训练、交流沟通技巧、社会适应能力、生活自理能力等方面的训练方法。对易激惹的患儿指导家长循序渐进,进行抚触脱敏治疗,降低其敏感性;对有特殊并发症的患儿指导家长配合专科医生进行相应治疗。

为保证康复训练的准确性,可以:①家长直接参加每次评价会,了解患儿真实病情及治疗方案;②家长直接进入各治疗室,零距离向治疗师学习家庭教育训练方法;③责任护士深入病房做好康复知识宣教,指导家长进行日常生活活动能力训练,教授家长正确的服药方法及合理的营养搭配;④康复医师随时对患儿进行床边评定,根据评价指导家长进行家庭教育训练,并负责考核其教育训练方法的准确性。同时多与家长沟通,及时纠正家长存在的各种不良心态及错误认知,缓解其心理压力,强化其对康复治疗的信心。

8.环境改造　改善周边环境,提高患儿活动的安全性。

(三)心理治疗

行为治疗能够使患者建立和巩固正常的行为模式,减少攻击行为或自伤行为。心理教育和家庭治疗使患者的父母了解疾病的相关知识,减轻焦虑情绪,有助于实施对患者的教育和康复训练。

案例分析

1.基本情况　患儿小鹏,7 岁,从小发育就比同龄儿童差。现小鹏只会叫"爸爸、妈妈",家里人跟他说什么都不能理解,大小便也不能自理。平时爱四处走动,对于好奇的东西会乱碰,做事情注意力不能集中。查儿童行为量表为 29 分;ECT 示:右侧额叶、左侧颞叶血流灌注功能异常;自发病以来就入睡难,睡前总是喃喃自语:"脑白金、营养快线";精神检查:意识清晰,目光交流较差,对于简单的问题能够正确回答,但注意力不集中、智力初测无法完成,诊断:智力发育障碍(中度)伴行为障碍。

2.病情分析:言语不清,注意力不集中,理解困难;活动受限,无法自己独立生活;与他人交流、交往、参加社会活动存在困难,无法融入周边的环境及进行正常的生活。

3.康复治疗计划

(1)日常生活活动训练:改善发育迟滞患儿的日常生活能力,提高患儿的生活质量。

(2)感觉统合训练:改善患儿的感觉统合失调,促进儿童的智力发育。

(3)注意力和视觉训练:改善患儿的视觉功能,提高患儿的注意力。

(4)认知理解和表达训练:改善患儿的认知功能,提高患儿的理解表达能力。

(5)家庭参与:改善患儿智能,保证训练的连贯性和系统性。

思考题：

1. 智力发育障碍如何分级？
2. 如何对中度智力障碍患者实施康复训练？

第十一章

儿童孤独症的康复

第一节 儿童孤独症概述

孤独症(autism)起病于婴幼儿期,主要表现为不同程度的社会交往障碍、语言发育障碍、兴趣狭窄和行为方式刻板,多数患者伴有智力发育障碍,预后差。

一、流行病学

国内区域性流行病学调查资料显示,儿童孤独症患病率为 1‰～2‰。国外 20 项流行病学调查资料显示,儿童孤独症患病率中位数为 0.48‰。英国广泛性发育障碍患病率为 9.1‰,其中智商低于 70 的人群中孤独症患病率为 0.5‰,其他广泛性发育障碍患病率为 1.5‰。孤独症患病率有增高趋势,2007 年美国疾病预防控制中心根据 14 个州的数据公布最新孤独症患病率为 6.6‰。男女患者比例为 2.3∶1～6.5∶1。

二、病因和发病机制

儿童孤独症的病因和发病机制尚不清楚,遗传与环境共同作用。有关因素如下:

1.遗传 遗传因素对孤独症的作用已明确,目前已发现常染色体上 10 个以上相关基因。孤独症患者母亲再分娩第二胎孤独症的患病危险率为 5%。

2.围生期因素 产伤、宫内窒息等围生期并发症孕妇所生孩子患孤独症的概率较正常对照组高。

3.感染及免疫系统异常 可能与病毒感染有关,孤独症患者 T 细胞数量减少,辅助 T 细胞和 B 细胞数量减少、抑制—诱导 T 细胞缺乏,自然杀伤细胞活性降低等。

4.神经内分泌和神经递质 与多种神经内分泌和神经递质功能失调有关。研究发现孤独症患者的 5-羟色胺(5-HT)等单胺类神经递质异常,松果体—下丘脑—垂体—肾上腺轴异常,导致 5-HT、内源性阿片肽增加,促肾上腺皮质激素分泌减少。最新的研究结果提示患者脑内阿片肽含量过多与患者的孤独、情感麻木及难以建立情感联系有关,血浆阿片肽的水平与刻板运动的严重程度有关。

三、临床表现

1.社会交往障碍 患者不能与别人建立正常的人际交往方式。没有目光对视,表情贫乏,缺乏期待父母和他人拥抱、爱抚的表情或姿态,或拒绝父母的拥抱和爱抚。在患者得到别人的关爱时也没有流露出愉快和满足感。分不清人际之间的亲疏关系,对待亲人和其他人都是同样的态度。不能与父母建立正常的依恋关系。例如,当遇到不愉快的事情或受到伤害时不会寻求父母的安慰,与父母分离时没有尾随等表示依恋的行为。患者与同龄儿童之间难以建立正常的伙伴关系,在幼儿园多独处,不与同伴一起玩耍,没有观看其他儿童做游戏的兴趣,也缺乏参与其中的愿望。即使被迫与同伴在一起玩耍,也不会主动接触别人,更不能全身心地投入到集体活动之中。

2.语言交流障碍　语言发育明显落后于同龄儿童,这是多数患者就诊的主要原因。一般在两三岁时还不能说出有意义的单词和最简单的句子,不可能用语言进行人际交流。四五岁开始能说单词,然后说出简单句子,但仍然不会使用代词,或者错用代词,尤其是你、我、他等人称代词。患者可能突然讲出一些语句,但内容与当时的环境、与别人正在谈论的主题完全不相关。患者讲话时也毫不在意别人是否在听,好像是在自言自语。说话时语句单调平淡,缺乏抑扬顿挫和感情,很少注视对方的目光。不会主动地找人交谈,也不会向他人提出问题。常有模仿语言或刻板重复语言,如模仿曾经从电视里听到的句子,重复别人刚说过的话,或反复询问同样一个简单的问题。

当患者还不会使用语言时,往往以动作来表达自己的愿望和要求。例如,用手指向需要的东西,或脱裤子示意需要上厕所。患者的身体语言,如点头、摇头、手势、面部表情的变化也明显少于正常同龄儿童。

3.兴趣范围狭窄,动作行为刻板　患者对于正常儿童所热衷的活动、游戏、玩具都不感兴趣,却喜欢玩耍一些非玩具性的物品,如一段废铁丝、一个瓶盖,或观察转动的电风扇、下水道的流水等,可以持续数十分钟,甚至几个小时而不厌倦。对玩具独有的特点不感兴趣,却十分关注玩具的某一个非主要特征。例如,拿到一个玩具熊,不是欣赏整个玩具的体态可爱,而只注意玩具熊的绒毛,反复用手触摸,或用鼻子去闻。经常固执地保持日常活动的程序,如每天吃同样的饭菜;在固定的时间和地方解大小便,解便时一定要完全脱去裤子,甚至上衣;定时上床睡觉,只用同样的被子和枕头,入睡时必须将一个手帕盖住眼睛;上学时要走相同的路线等。若这些行为活动程序被改变,患者则焦虑不安、不愉快、哭闹,甚至有反抗行为。部分患者还有重复刻板地拍手、捶胸、转圈、舔墙、跺脚等动作。

4.智能障碍　75%~80%的患者伴有不同程度的智力发育障碍。智能损害模式具有特征性,即智能的各方面发展不平衡,操作智商高于言语智商,在智力测验时运用机械记忆和空间视觉能力来完成的题目所得成绩较好,而依靠把握意义的能力来完成的题目所得成绩较差。由于代偿机制,一些患者具有良好的机械记忆、空间视觉能力,例如,对日历、公交车时刻表、各种汽车名称等记忆力很好。患者的最佳能力与最差能力之间的差距非常大,但多数患者的最佳能力仍然低于同龄儿童。智力水平正常或接近正常者被称为高功能型孤独症,有明显智能损害者被称为低功能型孤独症。

5.精神神经症状　多数患者有注意缺陷和多动症状,约20%合并抽动症状,其他并发症状有强迫行为、自伤行为、攻击和破坏行为、违拗、作态、性自慰行为、拔毛发行为、偏食、拒食、反刍及异食等进食问题,焦虑、恐惧、惊恐发作、幻觉、睡眠障碍等。30%的患者脑电图异常,12%~20%的患者癫痫发作,以大发作类型居多,低智能型患者的发生率较高。

四、病程及预后

一般在3岁前缓慢起病。多数患者病前发育正常,起病后发育停滞不前,或出现发育倒退现象。例如,两岁时能说一些简单的词、句,起病后这些语言逐渐消失,三岁时仍不会说任何单词。少数病前心理发育迟缓,从未达到正常同龄儿童的发育水平。

随着年龄的增长语言逐渐发展,对语言的理解能力和会话能力提高,但语言发育始终低于同龄人的水平。回避目光、多动、睡眠障碍、进食问题等症状减轻。人际交往障碍、兴趣狭窄、刻板动作、自伤行为、破坏行为、情绪问题等症状改善不明显。青春期自伤行为、攻击行为、固执违拗、抑郁和焦虑情绪等症状明显加重。

孤独症的远期预后差，47%～77%预后不良，70%社会适应障碍。预后不良相关因素有：女性，幼儿期重复刻板动作或异常行为突出，自伤行为，操作性智商低，少年期癫痫发作。5岁时语言发育水平对预后影响很大，若仍缺乏有意义语言，不能会话，则预后很差。良好的训练、教育有助于改善预后。

第二节　儿童孤独症康复治疗

目前，国内外公认康复训练是改善儿童孤独症核心症状、提高患者生活质量的最有效方法。康复训练的目标是促进患者的语言发育，提高社会交往能力，掌握基本生活技能和学习技能。在学龄前多数孤独症患者不能适应幼儿园的教育，可在康复机构或特殊教育学校接受康复治疗师和特殊教育教师等提供的康复训练与特殊教育。学龄期语言交流能力和社交能力有所提高以后，部分患者可以到普通小学与同龄儿童一起接受教育，仍有部分患者需要继续特殊教育。

一、康复评定

(一)生理功能评定

主要是躯体发育情况，如头围、面部特征、身高、体重、有无先天畸形、视听觉有无障碍、神经系统是否有阳性体征等。

(二)心理功能评定

1.孤独症量表

(1)儿童孤独症评定表(childhood autism rating scale,CARS)是具有诊断意义的量表，是对儿童孤独症进行客观评定的常用量表之一。主要适用于医师或儿童心理测验专职人员的他评量表。总分大于30分时，考虑患有儿童孤独症，30～37分考虑轻度或者中度孤独症，大于37分时，则考虑为重度孤独症。

(2)婴幼儿孤独症筛查量表(checklist for autism in toddlers,CHAT)一般用于18个月以前的筛查。该表阳性率相对稍低，高危儿童容易被诊断，但是非高危儿童也不能排除孤独症的诊断。评定时要结合其他量表综合考虑。

(3)孤独症行为量表(autism behavior checklist,ABC)是一份具有诊断价值的量表，由Krug于1978年编制。该表筛查分57分，诊断分67分。按每道题后面的分数给分，例如第一题答案为"是"，则给4分，如为"不是"给0分，把所有总分加起来。要求评定者与患儿生活至少3周，或填写者需要与儿童生活至少半年以上。

2.发育评估及智力测验量表　可用于发育评估的量表有丹佛发育筛查测验(DDST)、盖泽尔发展诊断量表(GDDS)、波特奇早期发育核查表和心理教育量表(PEP)。常用的智力测验量表有韦氏儿童智力量表(WISC)、韦氏学前儿童智力量表(WPPSI)、斯坦福—比内智力量表、Peabody图片词汇测验、瑞文渐进模型测验(RPM)等。

(三)日常生活活动能力评定

评价患儿在日常生活和社会中履行相应能力的状况。可用胡莹媛修订的日常生活能力量表。

(四)社会参与能力评定

可选用婴儿—初中生社会适应能力量表、儿童适应行为评定量表(姚树桥、龚耀先编制)进行测评。

二、功能障碍

(一)生理功能障碍

注意患儿的生长发育过程在运动、言语、认知能力等方面有哪些落后,有哪些异常的行为。

(二)心理功能障碍

1. 社会交往障碍　①在目光对视、身体姿势和社交姿势、面部表情等多种非语言交流行为方面存在明显缺陷;②不能建立适合其年龄水平的同伴关系;③缺乏自发寻求与他人共享快乐、兴趣和成就;④缺乏与人的社会交往或感情沟通。

2. 交流方面障碍　①口头语言发育缺乏或延迟,没有用其他交流形式替代的企图;②有充分语言能力者则表现为缺乏主动发起或维持与他人对话的能力;③语言重复刻板或语言古怪;④缺乏装扮性或模仿性游戏。

3 兴趣和活动内容狭隘、行为方式重复刻板　①沉迷于一种或多种狭隘和刻板的兴趣,存在异常的兴趣强度或注意集中程度;②固执的无意义的常规行为、仪式行为;③刻板重复的装扮行为、全身动作;④长时间沉湎于物体的部件。

(三)日常生活活动能力受限

患儿孤僻独特的行为模式使得日常活动能力受限。

(四)社会功能障碍

社会交往障碍,难以与周围人形成正常的依恋和谐关系。

三、康复治疗

治疗的方法主要包括音乐治疗、作业治疗、交流能力训练等。

(一)音乐治疗

音乐治疗是一个系统的干预过程,在这个过程中,治疗师运用各种形式的音乐体验(如歌唱、律动、乐器、游戏等),以及在治疗过程中发展起来的作为治疗动力的治疗关系,来帮助治疗对象达到健康的目的。音乐治疗有三大特性:灵活性、广泛性和有效性。音乐本身是一种能量,有不同的音调、速度和节奏,这些特性有机结合,成为复合的听觉信息,通过听觉细胞将信息通过神经冲动传到大脑,从而产生知觉上与情感上的共鸣,使器官协调,或使相应的器官兴奋或抑制。音乐中的情绪发散是无意识的,不知不觉的。音乐速度、音调不同,可分别使人产生镇静安定、轻松愉快、活跃兴奋等。音乐活动是一种人与人之间情感交流的桥梁。孤独症儿童与外界的正常联系减少,音乐是弥补这种情感需要的一种良好的手段。音乐活动为患者提供了一个通过音乐和语言交流来表达、宣泄内心情感的机会。相互支持、理解和同情使患者的各种心理和情感的困扰得到缓解。同时在音乐活动中获得了自我表现和体验成功感的机会,从而增加了自信心,促进心理健康。

(二)作业治疗

孤独症的作业治疗主要包括:改善孤独症患儿对感觉刺激的异常反应;改善孤独症患儿的

运动协调能力;培养孤独症患儿的兴趣,促进孤独症患儿的社会交往;改善孤独症患儿的认知障碍,提高其智能水平。

1. 感知觉训练

(1)增加感官刺激以利于感知觉发展:根据患儿的感知觉特点,在训练中提供感觉刺激,可促进感知觉发展。

①听音乐:若患儿只喜欢(接受)轻柔的音乐,则音量可由小到大地适应,让其逐步接受热烈一些的快节奏音乐。

②光线刺激:有的患儿喜欢亮,有的喜欢黑,这两种情况都是极端的,可提供一定的环境和情境,让患儿逐步适应具有各种不同亮度的环境。

(2)设计利于感知觉发展的训练内容:针对孤独症患儿的感知觉异常,可设计不同的训练内容,促进其感知觉的发展。

①视觉训练:分辨颜色、找出物体长短等。

②听觉训练:辨别声音、找出声源、跟着节拍训练等。

③触觉训练:袋中寻宝,分出冷、温、热物体等。

注意:在训练中要尽可能多地运用直观训练器具,补偿孤独症患儿抽象思维的不足。

2. 感觉统合训练　　感觉统合训练是一种以游戏的形式来丰富儿童的感觉刺激,培养儿童的自身协调能力和社会交往能力的训练方法,另外也能够使人性格开朗、稳定情绪和增加自信。可以是一对一训练,也可以是儿童之间的合作训练。由于孤独症是神经系统障碍疾病,所以诊断初期,医生都建议对孤独症儿童进行感知觉统合训练。实践证明,科学、系统的感知觉统合训练对于改善孤独症儿童神经系统的信息整合、促进各感觉器官的发展具有积极的作用,是孤独症儿童教育康复的重要内容之一。一般20次为1个疗程,1周至少2次,每次至少1h,一般在2~3个月后,孤独症儿童的表现会有明显改善。

训练方式有:

(1)触觉训练:球池、泥土、吹风、洗澡、小豆子或水放入小池中等。

(2)前庭系统训练:圆筒吊缆、圆木吊缆。

(3)触觉与身体协调训练:身体跷跷板、俯卧大笼球、俯卧大笼球抓东西。

(4)跳跃平衡训练:蹦床、花式跳床、跳床+手眼协调游戏。

(5)滑板训练:小滑板、大滑板。

训练时要注意以下原则:

(1)考虑儿童心理发育能力,选择最容易学习的和运动方式比较简单的活动。

(2)干预的方式和活动的选择要符合儿童正常反射和运动发育水平。

(3)训练项目尽量让儿童独立完成,避免其他人影响。

(4)逐步增加训练器械的使用,避免超过儿童的耐受性。

(5)感知觉以及运动反应的促进,有利于本体感觉的发育,体位转换、抗阻运动以及利用一些触觉和平衡刺激有利于增加运动控制。

(6)训练项目的选择要循序渐进,从易到难,只有当儿童逐渐掌握后才能改变训练项目。

3. 应用行为分析疗法(applied behavior analysis,ABA)　　是目前国内最受欢迎、也是最被认可的训练方法之一。训练的方式采用分解式操作教学(discrete trial teaching,DTT)。

DTT是一种具体的训练技术,主要具有以下特点:①将每一项要完成的作业活动分解,然后一步步练习;②强化性教学,对每一个分解步骤进行反复训练;③使用提示帮助孩子作出正确的反应;④使用强化物以及强化手段(一般选择表扬或者奖励方式)。

例如教孩子刷牙,则会将刷牙这项作业活动分解成往杯子里装水、打开牙膏、拿起牙刷、往牙刷上挤牙膏、漱口、刷牙、漱口、将洗漱用具放好。从第一个动作开始进行强化训练,最后教患者将这些动作组合起来,从而学会正确的刷牙方式。

ABA 的特点就是不断地重复训练,使患者的功能不断得到强化。因此,在国外一个患儿的治疗师往往有 3 名以上,这样才可以满足一个星期 30~40 个小时的训练强度。ABA 有很好的治疗效果,但经常由于治疗费的问题不能很好地被实施。

4. 结构化教学法 也称系统教学法(structured teaching),就是根据儿童的学习特点,有组织、系统地安排学习环境、学习材料及学习程序,让儿童按照设计好的结构从中学习的一种教学方法。它的基本思路是把教学空间、教学设备、时间安排、交往方式、教学手段等方面作系统安排,形成一种模式,教学的各种因素有机地形成一体,全方位地帮助孤独症儿童进行学习。

结构化教学法的 5 个组成部分:视觉结构、环境结构、常规、程序时间表、个人工作系统。

(1)视觉结构:结构化教学法是以视觉提示为导向,从而弥补孤独症儿童的语言能力不足。儿童的训练环境需要精心安排。训练器材分类要明确,颜色要突出,位置摆放整齐有序,不能杂乱无章。训练室中的所有物品都要能够清晰明了地呈现在患儿的视觉中。例如,当儿童需要完成一项捏橡皮泥的作业活动时,治疗师要将一块干净的可以放置橡皮泥的平板放于患儿的胸前,将各种颜色、大小的橡皮泥在平板左侧展开,将模型放于平板的右上方,还需要将一个空盘放置于平板的右下方,用于放置废弃的橡皮泥,刚开始的时候治疗师需要手把手地带着患儿进行作业活动,当患儿熟悉了所用物品的作用后,可以让其单独训练。如果将这些物品杂乱地放在一起,患儿可能无法识别这些物品的作用,将会使训练难度增加。

(2)环境结构:就是训练患者在特定的作业环境中完成特定的作业活动。在整个日常活动中,作业环境在不停地改变,也要训练孤独症儿童去适应环境的改变,并且根据作业环境的改变而改变作业活动的方式。例如,学习活动要在教室中完成,但是将一些玩具放在教室中,空余时间也可以成为游戏场所。另外,也要强化儿童将物品放到规定位置的理念,如粉笔和板刷应放在讲台上,铅笔应该放在文具盒中等。这些训练能够很好地改善孤独症儿童的生活方式和自理能力。

(3)常规:就是指日常生活和学习过程中的一般规律。例如,要先完成学习任务才能够看电视或玩游戏;要先完成一项工作后才能得到相应的奖励;穿衣服的时候要先穿内衣、后穿外套;学习过程要从简单的知识学习开始;做事要按照事先安排好的顺序来完成。孤独症儿童做事往往没有很好的思考方式,不能够理解日常作业活动的正常顺序。在训练时,治疗师要根据患儿的不同情况,制定相应的治疗策略。例如,当患儿做事随意、没有条理的时候,治疗师应该给他制订一份任务完成计划表,开始的时候手把手按照计划表上的顺序教他如何完成一项任务,然后慢慢地让他独立地根据计划表上的提示,明白第一步做什么,第二步做什么。这份任务完成计划表最好用简洁明了的图画来代替文字,这样孤独症儿童才能更好地理解。

(4)程序时间表:就是时间安排表,与课表类似。可以分为每日时间安排表或者每周时间安排表。通过时间表上的内容可以让患儿知道在某一特定时间段需要去完成一件特定的事。培养患儿良好的时间观念和做事的条理性。

(5)个人工作系统:是指每一个孤独症儿童都有其特殊性,病情轻重程度不同,功能障碍不同,所以每一个孤独症儿童都需要有一套适合自己的独立的训练方式。治疗不能总是采用千篇一律的治疗策略,要做到因材施教。

(三)交流能力训练

交流障碍是孤独症患者的主要障碍之一,严重地影响患者的社会参与,所以改善患者的交流能力十分必要。但由于孤独症这一疾病的特殊性,患者改善的速度很缓慢,所以治疗师一定要有耐心。具体训练方法可以参照下列步骤:

1.模仿训练　首先让患者进行模仿训练,跟着治疗师嘟嘴、张嘴、吐舌头等。治疗师在进行治疗的时候一定要有耐心,无论患者能否完成都要采取鼓励的方式,在学习的过程中一定要不断强化训练成果。

2.诱导发音　在患者能够很好地进行模仿训练后,就要开始进行发音的诱导。可以在和患者游戏时或者在患者用力做某件事的时候进行诱发。开始以诱发"啊"为主。

3.练习词语短句　训练可以在患者做某件事的时候进行,例如患者在吃薯片,治疗师不停地教患者讲"薯片",一旦患者讲出来,就给他薯片,并不断强化。然后再学习"吃饭""我要薯片""我想吃饭"等。

4.循序渐进　从词到短句,再到长句,最后直到患者能够正确、流利地表达自己的意思为止。切记要循序渐进,要有耐心。

(四)心理治疗

多采用行为治疗,主要目的是强化已经形成的良好行为,对影响到接受教育和训练、社会交往或危害自身的异常行为,如刻板行为、攻击性行为、自伤或自残行为等予以矫正。认知治疗适用于智力损害不严重、年长的患者,目的是帮助患者认识自己与同龄人的差异,自身存在的问题,激发自身的潜力,发展有效的社会技能。家庭治疗可以使患者的父母了解患者存在的问题,与治疗人员相互支持和协作,全力参与治疗。

案例分析

1.基本情况　患儿,三岁半,被诊断为孤独症。粗大运动发育顺序正常,精细运动发育有轻微迟滞,一岁时可以用手抓食;现在喜欢爬,也喜欢玩水,不加选择地用嘴咬大多数玩具物体。喜欢书,尤其是那些能弄出声音的书。只可以和成人玩一些游戏;喜欢一些能预见到结果的活动;对于别人的呼喊没有反应。

2.病情分析　检查结果无身体功能及结构障碍。他的异常行为是他参与社会活动、学校活动的最大障碍,因此改善他的行为方式是目前的目标。该患儿的认知,心理、神经行为学因素约束着他,使他不能很好地扮演一个正常儿童的角色。另外,这些因素似乎还限制他参与到一个儿童环境中去。

3.治疗方案

(1)ABA训练和结构化训练:促进患儿的社会活动和交际能力的培养。

(2)音乐治疗:稳定情绪。

思考题:

1.儿童孤独症康复训练的目标是什么?

2.如何对孤独症患儿实施作业治疗?

第十二章

分离性障碍的康复

第一节　分离性障碍概述

分离性障碍(dissociative disorders)源于早期的歇斯底里(hysteria),由于歇斯底里在非医学界被广泛理解为无理行为的贬义词,故在中国译为癔症(hysteria)。在 ICD-10 中,癔症的概念已经被废弃,取而代之的是分离(转换)障碍,在 ICD-11 中,改称为分离性障碍。

在正常情况下,我们的意识、知觉、记忆、身份是一个有机的统一体。分离性障碍则是一类复杂的心理—生理紊乱过程,患者非自主地、间断地丧失部分或全部心理—生理功能的整合能力,在感知觉、记忆、情感、行为、自我(身份)意识及环境意识等方面的失整合,即所谓的分离状态,如自我身份不连续、不能用病理生理解释的记忆丧失、躯体功能障碍而相应生理无改变等。这种整合能力丧失的程度、持续时间表现不一。需要强调的是,分离性障碍的症状与药物或精神活性物质的直接作用无关,如戒断反应,也不是其他精神和行为障碍、睡眠障碍、神经系统或其他健康状况的症状,且症状与当地的文化、宗教习俗不吻合。分离症状可导致患者的家庭、社会、教育、职业或其他重要功能明显损害。

一、病因与发病机制

(一)遗传

临床遗传流行病学研究较少且结果颇不一致。家系研究发现男性一级亲属的患病率为2.4%,女性一级亲属的患病率为 6.4%。但 Slater(1961)对各 12 对单卵双生子和双卵双生子的研究没有发现同患分离性障碍者。

(二)心理因素

1. 对应激性事件的经历和反应是引发本病的重要因素,如经历战争,遭遇对个体有重大意义的生活事件等。

2. 幼年期的创伤性经历,如遭受精神、躯体或性的虐待,可能是成年后发生分离性障碍的重要原因之一。

3. 人格方面具有暗示性、情感性、自我中心性、表演性、幻想性特征的个体,为分离性障碍发生的重要人格基础。

(三)社会文化因素

社会文化及其变迁对分离性障碍的患病率和症状的表现形式有较大的影响,如现代化程度越高,以兴奋为主要表现者少见,而以躯体症状表现者多见。一些特殊的表现形式仅仅在特殊的文化环境中才能见到,如我国南方发生的 Koro 综合征。文化程度较低的个体比文化程度高的个体更易患病;生活在封闭环境(如边远地区)中的个体比生活在开放环境(如大都市)

中的个体更容易发病。

二、临床表现

(一)分离性障碍

分离性障碍的共同特点是部分或全部丧失了对过去的记忆或身份，或出现具有发泄特点的情感暴发。患者可以有遗忘、漫游、人格改变等表现，症状可具有发作性。起病前心理因素常很明显，疾病的发作常有利于患者摆脱困境、发泄压抑的情绪、获取别人的注意和同情，或得到支持和补偿，但患者本人可能否认。反复发作者往往通过回忆和联想与既往创伤经历有关的事件或情境即可发病。在适当的环境下，或在催眠或精神分析治疗中，精神世界分离或"丢失"的部分可以恢复，有时可很快完全恢复。

1. 分离性遗忘(dissociative amnesia)　主要表现为突然出现的不能回忆自己重要的事情（如姓名、职业、家庭等）。遗忘可以是部分性和选择性，一般都是围绕创伤性事件，如意外事故或亲人意外亡故。遗忘的程度和完全性每天有所不同，不同检查者所见也不一样，但总有一个固定的核心内容在醒觉状态下始终不能回忆。遗忘不是由器质性原因所致，范围之广也不能用一般的健忘或疲劳加以解释。

2. 分离性漫游(dissociative fugue)　表现为患者突然从家中或工作场所出走，往往是离开一个不能耐受的环境，到外地旅行，旅行地点可能是以往熟悉或有情感意义的地方。此时患者意识范围缩小，但日常的基本生活（如饮食起居）能力和简单的社交接触（如购票、乘车、问路等）依然保持，历时可为几分钟到几天，清醒之后对病中经过不能完全回忆。

3. 分离性木僵(dissociative stupor)　常在精神创伤之后或被创伤体验所触发，患者出现精神活动的全面抑制，表现为在相当长时间内维持固定的姿势，完全或几乎没有言语及自发的有目的运动，行为符合木僵的标准，检查找不到躯体疾病的证据，一般数十分钟即可自行醒转。

4. 出神与附体(trance and possession disorders)　表现为暂时性地同时丧失个人身份感和对周围环境的意识，对过程有全部或部分遗忘。在某些病例，患者的举动就像是已被另一种人格、精灵、神或"力量"所代替，此时患者的注意和意识仅局限于或集中在密切接触的环境的一两个侧面，常有局限且重复的一系列运动、姿势、发声。此处包含的出神状态是指不由自主、非人所愿的。处于出神状态的人，如果其身份为神灵、鬼、他人或已死去的人所替代，声称自己是某神或已死去的某人在说话，则称为附体状态。出神和附体是不随意的、非己所欲的病理过程。

5. 分离性运动和感觉障碍(dissociative motor and sensory disorders)　临床表现复杂多样，主要为运动和感觉功能障碍，体格检查、神经系统检查和实验室检查都不能发现其内脏器官和神经系统有相应的器质性损害，其症状和体征不符合神经系统解剖生理特征。症状在被观察时常常加重，患者对症状的焦虑增加时，症状也趋于加重。

(1)分离性运动障碍(dissociative motor disorders)：肢体瘫痪，可表现单瘫、截瘫或偏瘫，伴有肌张力增强或弛缓。肌张力增强者常固定于某种姿势，被动活动时出现明显抵抗。慢性病例可有肢体挛缩或呈现失用性肌萎缩。检查不能发现神经系统损害证据。

肢体震颤、抽动和肌阵挛：表现为肢体粗大颤动，或不规则抽动，肌阵挛则为一群肌肉的快速抽动，类似舞蹈样动作，焦虑时上述症状加重。

起立不能、步行不能：患者上肢可有粗大震颤，剧烈摇动，双下肢可活动，但不能站立，扶起则需人支撑，否则向一侧倾倒，但通常不会跌伤。也不能起步行走，或行走时双足并拢，或呈摇摆步态。但在暗示下,他们可能随着音乐翩翩起舞。

失声症:患者想说话,但发不出声音,或只能用耳语或嘶哑的声音交谈,称失声症。检查神经系统和发声器官无器质性病变,也无其他精神病症状。

(2)分离性抽搐(dissociative convulsions):也称假性癫痫发作(pseudoseizures),是一种类似于癫痫发作的状态,但没有癫痫发作的临床特征和相应的电生理改变,常于情绪激动或受到暗示时突然发生,如医生进入患者病房时或家属探视时。发作时患者缓慢倒地或卧于床上,呼之不应,全身僵直,肢体一阵阵抖动,或在床上翻滚,或呈角弓反张姿势,呼吸时急时停,可有揪衣服抓头发、捶胸、咬人等动作,有的表情痛苦,双眼噙泪,但无咬破舌头或大小便失禁;大多历时数十分钟后症状缓解,发作后没有神情呆滞、睡眠,但可呈木僵或意识状态改变。发作时没有脑电图(EEG)的相应改变。

(3)分离性感觉障碍(dissociate anaesthesia and sensory loss):可表现为躯体感觉麻木、丧失、过敏或异常,或特殊感觉障碍。患者皮肤麻木的区域与神经解剖不同,也与客观检查不符。

感觉缺失,表现为局部或全身皮肤感觉缺乏,或为半身痛觉消失,或呈手套、袜套型感觉缺失。缺失的感觉可为痛觉、触觉和(或)温度觉。

感觉过敏,表现为皮肤局部对触摸特别敏感,轻微的抚摸可引起剧烈疼痛。

感觉异常,如患者常感到咽部有异物感或梗阻感,咽喉部检查不能发现异常,称为"癔症球(globus hystericus)"。但应注意与茎突过长引起的茎突综合征鉴别,后者是可通过咽部触摸或 X 线片加以证实。

视觉障碍,可表现为弱视、失明、管窥(tunnel vision)、视野缩小、单眼复视。常突然发生,也可经过治疗突然恢复正常。患者虽有视觉丧失的主诉,但却惊人地保留着完好的活动能力。患者视诱发电位正常可作为视觉正常的标准。

听觉障碍,多表现为突然听力丧失,电测听和听诱发电位检查正常。

(二)分离性障碍的其他形式

1.多重人格障碍(multiple personality disorder)　主要表现为患者存在两种或更多种完全不同的身份状态。患者突然失去对自己往事的全部记忆,对自己原来的身份不能识别,以另一种身份进行日常社会活动。表现为两种或两种以上明显不同的人格,各有其记忆、爱好和行为方式,完全独立,交替出现,互无联系。初次发病时,人格的转变是突然的,与精神创伤往往密切相关。以后人格转换可因联想或由特殊生活事件促发。在某一时刻只是显示其中一种人格,各个身份之间并不意识到其他身份的存在,只是在另一身份活动时,这个身份感到好像失去了一段时间的存在。以两种人格交替出现者称双重人格(double personality)或交替人格(alternating personality),其中一种人格常居主导地位。

2.Ganser 综合征　是 Ganser 描述的一组精神症状,为分离性障碍的特殊类型。患者有轻度意识模糊,对提问可以理解,但经常给予近似而错误的回答,如 2+2=3,牛有五条腿等;叫患者划燃火柴,则将火柴梗倒过来的一端擦火柴盒;叫他用钥匙开门,则把钥匙倒过来插向锁孔,给旁人以故意做作的印象,并常伴有行为怪异,或兴奋与木僵交替发作。

3.情感暴发(emotional outburst)　常在受到严重的精神创伤之后突然起病,意识障碍较轻,常在与人争吵、情绪激动时突然发作,表现为哭啼、叫喊、在地上打滚、捶胸顿足、撕衣毁物、扯头发或以头撞墙,其言语行为有尽情发泄内心情绪的特点。在多人围观的场合发作尤为剧烈。一般历时数十分钟即可安静下来,事后可有部分遗忘。

另外,分离性障碍也可在一些人群中集体发病,多发生于常在一起生活的群体中,如学校、教堂等。通常在经济水平及文化水平不高的人群中流行,患者大多为年轻女性。在精神紧张、过度疲劳、睡眠不足等情况下,具有表演型人格特征者较易发病。一些特殊场景或特殊的氛围往往为病症的流行提供条件。

第二节　分离性障碍康复治疗

一、康复评定

(一)生理功能评定

根据患者表现出的生理功能受限来进行相应的运动、感觉、意识等的评定。

(二)心理功能评定

应评定患者的焦虑、抑郁、人格以及 MMPI、EPQ 等心理状态。

(三)日常生活活动能力评定

日常生活活动能力(ADL)评定采用改良巴氏指数评定表。

(四)社会参与能力评定

主要进行生活质量评定和职业评定。

二、功能障碍

(一)生理功能障碍

分离性障碍症状复杂多样,其生理功能障碍也根据患者症状的表现各异而有所不同。其生理功能障碍可以表现在:

1.分离性障碍患者可表现出意识障碍、智力障碍等。

2.分离性感觉运动障碍患者可表现出感觉障碍、视力障碍、听力障碍、肢体运动功能障碍、失语等。

(二)心理功能障碍

分离性障碍患者常常坚信自己患有严重疾病或会像精神病那样,因为疑虑重重,情绪不稳定。患者会因为家属或医务人员的言行不当而加重病情。

(三)日常生活活动能力受限

由于心理与生理功能受限,大多数患者日常生活活动能力减退。严重患者生活不能自理。

(四)社会参与能力受限

患者一般社会适应能力良好。发病期间社会参与和社会活动能力常常受到部分或全部限制,甚至完全不能参加工作。

三、康复治疗

分离性障碍是一种精神障碍。康复治疗的目标是消除分离性障碍症状,提高生活质量。其治疗的原则是在有效的心理治疗基础上进行康复治疗。治疗的方法主要包括心理治疗、物理治疗、作业治疗、健康教育等。

(一)物理治疗

选用相应的物理治疗,对患者所表现的症状进行有针对性的暗示,改善分离性障碍症状,尤其对分离性感觉和运动功能障碍有良好的疗效,甚至可以立竿见影。如失语患者,可采用直流电离子导入法,促进患者发声。对运动障碍患者,可针对其功能障碍,进行相应的运动治疗,使患者情绪放松,逐渐恢复其患肢功能。

(二)作业治疗

可以根据患者相应的功能受限制定符合患者的作业治疗,改善患者的日常生活活动能力和社会功能受限。

(三)心理治疗

心理治疗是治疗分离性障碍的首要方法。在消除患者疑虑的基础上,让患者了解其所患疾病是功能性的而非器质性的,是能治愈的。常采用以下心理治疗方法进行矫正:

1.认知治疗　许多具有分离性障碍的患者有认知障碍,成功的认知干预可以帮助他们逐渐认识到分离的部分,并逐渐达到认知整合的目的。

2.催眠治疗　让患者在催眠的精神状态下讨论消极的生活事件,减轻闪回分离性幻觉和附体体验等症状,去除隔离他们情感和记忆的心理屏障。

3.暗示治疗　对分离性运动障碍和感觉障碍有较好的疗效。

4.家庭治疗　家庭或夫妻治疗对稳定家庭关系、保证治疗过程中家庭成员的心理支持至关重要,可以帮助患者在良好的氛围下养成成熟的应对方式。

四、功能结局

多数分离性障碍初发者恢复迅速。病程超过一年者其症状可持续多年。分离性癔症持续时间短但易复发。癔症患者一般预后良好。

五、康复教育

1.让患者了解分离性障碍的概念及其发病因素与诱因。

2.了解分离性障碍与其他精神障碍的区别。

3.学会对创伤性事件与不满、愤懑等不良情绪的宣泄。

思考题:

1.分离性障碍的临床表现是什么?

2.分离性障碍的康复评定内容有哪些?

参考文献

[1] Hales RE，Yudofsky SC，Gabbard GO. 精神病学教科书[M]. 张明园,肖泽萍,译. 北京：人民卫生出版社,2010:13-1149.

[2] Hayes SC，Hofmann SG. The third wave of cognitive behavioral therapy and the rise of process-based care[J]. World Psychiatry,2017,16(3):245-246.

[3] Kapur S，Phillips AG，Insel TR. Why has it taken so long for biological psychiatry to develop clinical tests and what to do about it？[J]. Molecular Psychiatry，2012,17(9):1174-1179.

[4] Lvbijaro G，Goldberg D. Bodily distress syndrome(BDS)：the evolution from medically unexplained symptoms(MUS)[J]. Mental Health in Family Medicine,2013,10(2):63-64.

[5] 窦祖林. 作业治疗学[M]. 3 版. 北京:人民卫生出版社,2018.

[6] 郝伟,陆林. 精神病学[M]. 8 版. 北京:人民卫生出版社,2018.

[7] 李静,宋为群. 康复心理学[M]. 2 版. 北京:人民卫生出版社,2018.

[8] 倪朝民. 神经康复学[M]. 3 版. 北京:人民卫生出版社,2018.

[9] 沈渔邨. 精神病学[M]. 5 版. 北京:人民卫生出版社,2010.

[10] 王宁华. 康复医学概论[M]. 3 版. 北京:人民卫生出版社,2018.

[11] 王玉龙. 康复功能评定学[M]. 3 版. 北京:人民卫生出版社,2018.

[12] 燕铁斌. 物理治疗学[M]. 3 版. 北京:人民卫生出版社,2018.

图书在版编目(CIP)数据

精神疾病康复学 / 李丽华编著. —杭州:浙江大学出版社,2021.4(2024.2 重印)
ISBN 978-7-308-21201-4

Ⅰ.①精… Ⅱ.①李… Ⅲ.①精神病－康复－研究
Ⅳ.①R749.09

中国版本图书馆 CIP 数据核字(2021)第 052950 号

精神疾病康复学

李丽华　编著

策划编辑	傅宏梁	
责任编辑	阮海潮	
责任校对	王元新	
封面设计	续设计	
出版发行	浙江大学出版社	
	(杭州市天目山路 148 号　邮政编码 310007)	
	(网址:http://www.zjupress.com)	
排　　版	浙江大千时代文化传媒有限公司	
印　　刷	广东虎彩云印刷有限公司绍兴分公司	
开　　本	787mm×1092mm　1/16	
印　　张	10	
字　　数	262 千	
版 印 次	2021 年 4 月第 1 版　2024 年 2 月第 3 次印刷	
书　　号	ISBN 978-7-308-21201-4	
定　　价	50.00 元	